Haga la conexión mente–cuerpo

En *Tratamientos Ayurvédicos*, Joyce Bueker, profesional de la salud y el condicionamiento físico, comparte sus experiencias adquiridas en su viaje hacia el autoentendimiento.

Primero que todo, usted se conocerá a sí mismo. Examinará los tres tipos de mente–cuerpo, los tres estados del ser, y los seis sabores y su influencia en el estilo de vida. Identificará y explorará desequilibrios, además del hambre causada por apetitos desbordados, dietas y privación, o vacíos emocionales.

Una vez que descubra qué lo está perjudicando, sabrá qué debe comer. Un menú de recetas para siete días le ayudará a ajustar su paladar a una forma de comer más ayurvédica, balanceada y satisfactoria.

Aprenderá cómo construir una base para el bienestar a través de la solución creativa de problemas y herramientas para el cambio. Identifique y alcance objetivos sanos visualizando abundantes elecciones en lugar de enfocarse en privaciones o limitaciones. Reduzca el estrés por medio de la meditación y la imaginación guiada. Aprenda ejercicios compatibles con el equilibrio ayurvédico, y formas de cambiar la composición de su cuerpo, para que en lugar de almacenar grasa, pase a un proceso de quema o eliminación de la misma.

Finalmente, aprenderá a mantener el equilibrio por medio del cambio natural dentro de usted mientras pasa de una a otra estación en el año. Según Bueker: "crear abundancia en la vida es como cultivar un jardín muy personal: usted nutre sus pensamientos, emociones y cuerpo físico, removiendo lo que no sirve mientras observa qué acciones le ayudarán a crecer y prosperar".

Bueker pasó nueve años dictando conferencias y haciendo talleres sobre el manejo del peso y el mantenimiento de un estilo de vida sano antes de ser afectada por una lesión. Su búsqueda de una salud restaurada la llevó a las prácticas ayurvédicas y del yoga. Ahora incorpora los principios ayurvédicos en su trabajo como entrenadora personal e instructora de yoga.

Acerca de la autora

Joyce Bueker (California) creció en Texas, donde se graduó de la Universidad de Texas en Austin con una licenciatura en historia. Después de pasar un tiempo en España asistiendo al Instituto de la Lengua y la Cultura en la Universidad de Navarra, Pamplona, completó su Maestría en Historia Social Moderna en la Universidad de Lancaster en Inglaterra. Siendo atleta, Joyce compitió durante nueve años como fisiculturista amateur, terminando con la victoria en su división en un torneo de clasificación en Estados Unidos y la participación en una competencia nacional.

Con dieciocho años de experiencia en la industria de la salud y el condicionamiento físico, incluyendo entrenamiento personal y modelaje en actividades deportivas, además de programación, ventas, administración general y mercadotecnia de clubes de salud, Joyce también es practicante de segundo grado de reiki, estudiante de karate, feng shui y qigong, y autora de un libro de poesía autobiográfico titulado *Seven Points of Light*. Joyce vive en San Francisco, California. Ella disfruta del aire libre y las caminatas, pasear en bicicleta, cuidar de su familia y de su jardín.

Correspondencia a la autora

Para contactar o escribir a la autora, o si desea más información sobre esta publicación, envíe su correspondencia a Llewellyn Español para ser remitida a la autora. La casa editora y la autora agradecen su interés y comentarios en la lectura de este libro y sus beneficios obtenidos. Llewellyn Español no garantiza que todas las cartas enviadas serán contestadas, pero si le aseguramos que serán remitidas a la autora. Favor escribir a:

Joyce Bueker
⁒ Llewellyn Español
P.O. Box 64383, Dept. 0-7387-0211-0
St. Paul, MN 55164-0383, U.S.A.

Incluya un sobre estampillado con su dirección y $US1.00 para cubrir costos de correo. Fuera de los Estados Unidos incluya un cupón de correo internacional.

La mejor alternativa
para su salud

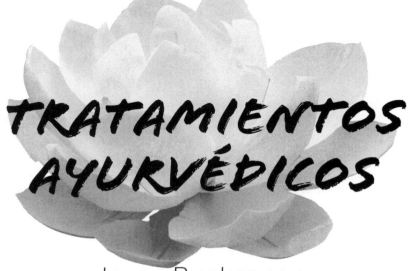

TRATAMIENTOS AYURVÉDICOS

Joyce Bueker, M.A.

Traducido al español por:
Héctor Ramírez y Edgar Rojas

2002
Llewellyn Español
St. Paul, Minnesota 55164-0383, U.S.A.

Primera Edición
Primera Impresión, 2002

Diseño del interior: Alexander Negrete y Michael Maupin
Imagen de la portada: Photodisc © 2002 Lotus Flower Photodisc
Edición y coordinación general: Edgar Rojas
Diseño de la portada: Lisa Novak
Ilustraciones del Interior: Mary Ann Zapalac
Traducción al español: Héctor Ramírez y Edgar Rojas
Poesía en la apertura de los capítulos provienen de *Seven Points of Light* por Joyce Bueker

Library of Congress Cataloging-in-Publication Data
Biblioteca del Congreso. Información sobre esta publicación

Bueker, Joyce, 1959-
   [Ayurvedic balancing. Spanish]
   Tratamientos ayurvédicos : La mejor alternativa para su salud / Joyce Bueker; traducido al español por Héctor Ramírez y Edgar Rojas.
      p. cm.
   Includes bibliographical references and index.
   ISBN 0-7387-0211-0
   1. Physical fitness—Psychological aspects. 2. Yoga. I. Title.

   GV481.2.B8418 2002
   613.7'046—dc21

                                                                          2002069359

Llewellyn Español
Una división de Llewellyn Worldwide, Ltd.
P.O. Box 64383, Dept. 0-7387-0211-0
St. Paul, MN 55164-0383, U.S.A.

www.llewellynespanol.com

 Impreso en los Estados Unidos de América en papel reciclado.

*Muchas, muchas gracias
a Chris y Marcella por su amor y apoyo;
a Richard por sus consejos;
y a Rob, cuya propia dedicación al crecimiento
personal me ayudó a seguir adelante y crear la
base para una búsqueda más valiosa.*

Contenido

Lista de tablas y figuras

Introducción

La mayoría de individuos desarrollan con el tiempo capacidades enfrentar a los cambios de la vida, el estrés y el crecimiento personal. La cultura moderna occidental ha creado algunas respuestas a los desafíos de nuestros tiempos: programas de manejo del estrés, libros de autoayuda, y la proliferación de clubes de la salud, programas nutricionales y ejercicios de moda. A menudo, los programas de manejo del estrés —y tiempo— proveen pasos prácticos para que las personas se sientan más organizadas y relajadas, mientras el movimiento de autoayuda ha hecho que muchos desarrollen una conciencia más profunda y un mayor entendimiento y cuidado de su propio bienestar físico, emocional y mental. El gran deseo de los occidentales por estar en forma los ha guiado a ser prácticos en la búsqueda de la salud física.

La buena salud occidental —al igual que su contraparte, la medicina occidental— recalcan la importancia del bienestar preventivo y el cuidado personal diario, aunque con frecuencia se sigue enfocando en el tratamiento de síntomas inmediatos de malestar y tristeza, sin encontrar y tratar la raíz del problema. Esperamos hasta que los problemas de peso, el dolor de espalda y la pérdida de agilidad nos desequilibren, y luego anhelamos una gratificación inmediata para aliviar nuestra desdicha. Las dietas abundan, con información contradictoria y resultados inconsistentes. Cada vez más entusiastas del bienestar físico se dirigen al yoga y el ayurveda, porque estos enfoques orientales ofrecen una más amplia definición de la salud.

El yoga y su "ciencia hermana", el ayurveda (que tiene miles de años y literalmente se traduce como "ciencia de la vida"), son respuestas terapéuticas y filosóficas a la necesidad de las personas de entender su identidad creando a su vez salud física, mental y emocional. Hay un gran beneficio al estudiar los enfoques de la salud orientales y occidentales, aunque se requiere de esfuerzo para asimilar ambas perspectivas. Para la mayoría de occidentales, la paciencia no es un atributo fácilmente adquirido, aunque prácticas como las posturas del yoga, la nutrición ayurvédica y la meditación con el tiempo construyen fortaleza en esta área. *Tratamientos Ayurvédicos* sirve como un punto de partida para aprender principios básicos del ayurveda y el yoga, a fin de crear un cimiento personal más completo y sostenible para la buena salud y el bienestar en la vida cotidiana.

Como autoayuda, el ayurveda y el yoga nos piden que seamos más conscientes de los problemas, los tratemos, y luego construyamos un programa para cambio sostenible. El objetivo es el mismo: dirigirse a la disfunción más profunda y crear un enfoque personal para la salud, y se desarrolle con las cambiantes necesidades de un individuo. Sin embargo, a menudo, los tonos culturales y espirituales (que bordean lo religioso) asociados con la enseñanza del yoga y el ayurveda se convierten en obstáculos para el aprendizaje, entrando en conflicto con valores occidentales en lugar de complementarlos. Hay ocasiones en que el rápido ritmo de vida occidental nos hace demasiado impacientes para frenar un poco y adquirir algunas de las capacidades que ofrecen las prácticas de salud orientales, y hay veces que estos enfoques parecen demasiado esotéricos y poco prácticos para nuestra perspectiva moderna.

Es alentador que, desde un punto de vista occidental, el deseo de estar en forma ya no se traduce en la búsqueda del cuerpo perfecto, pues ahora abarca programas para la salud interna y externa, con el fin de darle a la persona un mejor sentido de bienestar. Sin embargo, muchas veces las personas se embarcan en rutinas de salud y dietas que desvían el propósito al verse frente a demasiadas elecciones y exigencias de otros aspectos de sus vidas —quedando con la sensación de que "algo hace falta" en su intento de estar en forma—. Cuando somos responsables de nuestra salud, y definir el bienestar personal en términos más amplios para incluir todos los aspectos de una vida saludable, entonces empezamos a remover los obstáculos a fin de alcanzar nuestros objetivos de salud y bienestar.

El ayurveda y el yoga ofrecen un completo marco para el crecimiento de la mente, el cuerpo y el espíritu, enfocándose en la búsqueda diaria de la salud física, mental y emocional. Los principios ayurvédicos son generales y no excluyen las necesidades individuales; en su sentido más amplio, las ideas ayurvédicas son útiles para entender cómo las características que todos compartimos se manifiestan en formas únicas para cada individuo. *Tratamientos Ayurvédicos* aplica estos principios en un ambiente de salud occidental y examina desequilibrios específicos que impiden la realización de nuestro objetivo de una vida saludable. En el mundo moderno, casi todos hemos luchado alguna vez por la reducción del estrés y el manejo del peso. A menudo las fuentes del desequilibrio provienen de la carencia de una perspectiva organizada y la inconsciencia de "hambres" —ya sean literales o metafóricas, o ambos casos— que se manifiestan en los niveles físico, mental y emocional.

Por ejemplo, las personas que quieren estar en forma a menudo empiezan dirigiéndose a sus necesidades físicas, tales como el deseo de perder grasa, fortalecer los músculos o aumentar la flexibilidad. Ingresan a centros especializados y reciben instrucciones, pero a menudo no logran sus objetivos porque otros aspectos quedan en el camino, o quizás debido a que son poco realistas sus expectativas de lo que el cuerpo y la mente pueden hacer. Factores tales como la automotivación, tendencias naturales de diferentes tipos físicos, conexiones emocionales de autoimagen y comida, y la previa historia personal, ayudan o impiden la búsqueda y la realización de los objetivos. Nos miramos subjetivamente —y tal vez de manera inclemente—, y de este modo las conclusiones acerca de nosotros mismos usualmente son muy severas, poco realistas o confusas. Los principios ayurvédicos nos dan un marco para entender mejor nuestros desequilibrios de una forma más objetiva para que podamos crear cambios positivos y sostenibles. *Tratamientos Ayurvédicos* le ayudará a aplicar estos principios de una manera personal, de tal forma que en su búsqueda del bienestar, su verdadero ser y lo que quiere finalmente coincida con lo que realmente necesita.

Hay muchos libros buenos que describen y explican el ayurveda y el yoga, pero para un occidental interesado en los principios básicos, a menudo las ideas parecen muy abrumadoras o extrañas. Este libro discute específicamente los obstáculos físicos encontrados por la cultura occidental, tratando de incorporar el bienestar oriental en su estilo de vida saludable. Algunos textos ayurvédicos presentan un enfoque más occidental de la nutrición ayurvédica, pero no examinan la necesidad occidental de entender la importancia del balance total. Nutricionalmente hablando, los libros ayurvédicos a menudo se enfocan en lo que una persona no debería comer, lo cual se convierte en un mensaje negativo para aquellos que practican dietas constantemente. En la cocina ayurvédica tradicional, muchos de los ingredientes son desconocidos para los occidentales, así como los principios de la nutrición ayurvédica, que pueden ser adquiridos poco a poco, pueden ser apartados por ser considerados muy difíciles, esotéricos y desagradables para el estilo de vida de Occidente.

Las prácticas ayurvédicas de cuidado personal también pueden parecer muy extrañas para personas acostumbradas a la vida occidental, aunque los principios detrás de las prácticas específicas sean universales y aplicables a individuos de diferentes, culturas y creencias. Además, el yoga suele ser visto como una colección de ejercicios diseñados para personas que ya son flexibles, y no como un sistema terapéutico que ayuda a individuos de cualquier edad y condición a ganar flexibilidad física y mental. También es de anotar que el aspecto introspectivo o meditativo de muchas filosofías orientales a menudo se enreda en creencias culturales o religiosas, o son vistas como infundadas o incluso ridículas. Instructores entusiastas a menudo pueden, sin saberlo, dar a entender que una persona debe convertirse en parte de un sistema cultural, religioso o filosófico para obtener los beneficios de una práctica ayurvédica o yoga. Ya que la enseñanza del yoga y el ayurveda aún está en su infancia en Occidente en términos de organización y consistencia —repitiendo el camino difícil por el que ha pasado la terapia de masajes, la acupuntura, los aeróbicos y el entrenamiento personal en años recientes—, es mucho lo que debe aprender de un enfoque más oriental hacia la salud física. *Tratamientos Ayurvédicos* se dirige a los obstáculos en el aprendizaje del yoga y el ayurveda, y ofrece un enfoque paso a paso para integrar principios específicos del bienestar oriental en un estilo de vida saludable occidental.

Usar los principios ayurvédicos puede ayudar a crear una perspectiva de abundancia, al satisfacer "hambres" a nivel físico, mental, emocional e incluso espiritual. Utilizando el conocimiento occidental sobre la salud, el crecimiento emocional y el logro de objetivos —y la introspección y los conceptos más amplios de Oriente—, este libro plantea la búsqueda occidental de un enfoque más holístico en el manejo del estrés. Integrando el ayurveda, el hatha yoga, la psicología occidental y la buena salud en hábitos sostenibles, podemos construir y mantener una base más equilibrada para el bienestar personal. Puede ser difícil hacer cambios significativos en el estilo de vida, cuando muchos de nosotros estamos abrumados por las "luchas" básicas de comer suficientes verduras, hacer ejercicio, encontrar tiempo libre o permanecer motivados para alcanzar nuestros objetivos físicos. Mirando la nutrición ayurvédica y las posturas del yoga desde un punto de vista real, además de metafórico. *Tratamientos Ayurvédicos* ofrece formas tangibles de reducir el "hambre" y adquirir un sentido de equilibrio y perspectiva. El libro también trata la psicología que hay detrás de los desequilibrios en la salud y da herramientas para lograr un cambio constructivo y duradero.

La búsqueda por integrar la salud física y el sentido de bienestar en nuestra vida cotidiana puede ser un trabajo arduo pero finalmente satisfactorio. Para los occidentales, la industria de la buena salud se enfoca en el ejercicio, la nutrición y la automotivación, ofreciendo discernimientos en estos campos. Participar en programas de autoayuda y manejo del estrés puede ayudarnos a ser conscientes de las necesidades y capacidades más profundas para manejar los altibajos de la vida. Estudiar yoga y ayurveda también puede ayudarnos a tener un entendimiento más profundo de lo que significa sentirse en equilibrio. Los principios ayurvédicos son lo suficientemente amplios para aplicarlos a todas las constituciones físicas, mentales y emocionales —sirven como punto de referencia para crear un marco práctico que conduce al logro del deseado bienestar—. Más específicamente, la aplicación del ayurveda se da a nivel individual, ayudando a cada persona a observar sus tendencias creativas y destructivas, y usa la información para hacer la pregunta fundamental: "¿qué significa para mí estar en equilibrio?".

Tratamientos Ayurvédicos es un proceso paso a paso en el que se construye una base personalizada para la salud y el bienestar. Con frecuencia parece que hacer cambios favorables es algo muy abrumador, difícil e inaccesible. A menudo deseamos cambiar, pero no sabemos dónde empezar. Introduciendo un mayor equilibrio en nuestras ocupadas vidas modernas, podemos crear un estilo de vida más cómodo que apoye los objetivos de un peso saludable y el manejo del estrés, y el crecimiento personal de una forma más clara y alejando la crítica destructiva. Descubriendo y dando pequeños pasos tangibles, podemos crear un enfoque personalizado para adquirir y mantener el equilibrio. Las siguientes son algunas posibilidades.

Trabajando con mi combinación única mente–cuerpo, puedo aprender a:

- Lograr un entendimiento de mis atributos y cómo ellos ayudan a formar la persona que soy.

- Descubrir los desequilibrios que afectan mi salud y sentido de bienestar.

- Entender estos desequilibrios y por qué se manifiestan, de tal forma que pueda aceptar mi actual situación como una invitación al cambio.

- Observar el vínculo entre la enfermedad y mis sentimientos de bienestar, y los muchos tipos de "hambre" que son síntomas de desequilibrio.

- Examinar mi rechazo al cambio y sentimientos de privación, y aumentar mis posibilidades en la vida.

- Descubrir cómo usar mi constitución mente–cuerpo para hacer cambios saludables en mi autoimagen.

Cuando esquematizo un estilo de vida que funcione con mi constitución puedo:

- Entender la composición de mi cuerpo y la proporción músculo-grasa.

- Escoger alimentos de equilibrio ayurvédico que reducen el hambre y el estrés.

- Examinar patrones alimenticios actuales y su relación con experiencias pasadas.

- Alimentarse en todos los niveles, trabajando con el hambre emocional y el cuerpo instintivo.

- Aprovechar mi tipo de mente–cuerpo para aumentar conscientemente mi capacidad de cuidado personal.

- Cambiar gradualmente mis patrones alimenticios y de vida, mientras aumentan mis hábitos de cuidado personal.

Puedo aumentar mi capacidad para manejar el crecimiento personal mientras:

- Uso un sistema de planeamiento para fijar objetivos positivos y realistas.

- Aprendo a usar capacidades creativas de resolución de problemas para adquirir conciencia de las elecciones.

- Desarrollo mi propio sistema de creencias que me permita aceptar las recompensas y contratiempos al manejar el cuidado personal.

- Realizo actividades físicas para aumentar energía, fuerza y flexibilidad (para el cuerpo y la mente), que estén de acuerdo con mi constitución y objetivos particulares.

- Dedico tiempo a la meditación, el estudio y la recreación o juego, además de nutrirme para alimentar una necesidad más profunda de paz y alegría.

- Aprendo a no involucrarme en actividades u objetivos fuera de mi alcance, para así disfrutar el proceso de equilibrio.

Tratamientos Ayurvédicos: una perspectiva personal

El proceso de autodescubrimiento puede ser un viaje con muchos rodeos. En nuestra búsqueda, nos asemejamos a un riachuelo que serpentea a través de una extensa llanura pero sin características distintivas. Inconsciente e instintivamente, pasando por lo que a menudo parecen incidencias desconectadas de nuestra vida, finalmente adquirimos un entendimiento más consciente de lo que significa ser individuos conectados y a la vez con identidad propia. Con el tiempo logramos una mayor comprensión de lo que somos y lo que deseamos para terminar con nuestras divagaciones y cuestionamientos además de nuestros enfrentamientos y fracasos. Examinar las experiencias dolorosas y también las agradables, nos ayuda a ampliar nuestra autoconciencia hasta un nivel superior, dejando espacio para una visión interna que incluye nuestras creencias individuales, y no sólo las de personas y culturas que nos influencian.

El camino del autodescubrimiento nos permite crear historias y perspectivas personales con las cuales podemos mirar hacia atrás y ganar entendimiento además de hacer elecciones acerca de lo que hacemos y somos. Así como un río profundiza su cauce y forma un curso más determinado a través del terreno que lo rodea, nosotros aprendemos a hacer elecciones personales concernientes a nuestra vida o estilo de vida, volviéndonos más definidos en el proceso.

Estudiar la historia, específicamente los patrones físicos, mentales y emocionales de nuestros antepasados, nos da un punto de partida para desenmarañar el misterio de por qué hacemos lo que hacemos, y adquirir un sentido de cómo nos sentimos al respecto. Durante mis estudios universitarios tenía la sensación instintiva de que obtener un título en historia me ayudaría a conocerme a mí misma, aunque los estudios humanísticos a menudo hubiesen sido vistos como esotéricos y de poca importancia en la vida. Sin embargo, recibí mi título en Historia Social Moderna en la Universidad de Lancaster, en Inglaterra, donde me enfoqué en el impacto de la Revolución Industrial en la sociedad moderna. Encontré que comprender la historia contemporánea —la que actualmente ocurre alrededor de nosotros— era casi imposible, porque como seres humanos requerimos una cierta perspectiva para poder internalizar emocionalmente la importancia de estos eventos, no sólo tener un conocimiento intelectual de ellos. Mirando mi propia necesidad de entender mis acciones e inclinaciones, me di cuenta por qué me atraía la historia social moderna: quería comprender el impacto de nuestros esquemas industrializados de alta tecnología sobre mi salud, felicidad y sentido de bienestar.

Tenía mucho dolor —físico, mental, emocional y espiritualmente—, y necesitaba darle sentido a la confusión que sentía provenir de la inestabilidad de mi familia. Deseaba avanzar hacia un lugar de mejor salud y bienestar. Reconociendo que actualmente casi todo el mundo podría considerarse "víctima" o "sobreviviente" de una familia disfuncional, necesitaba encontrar formas de ayudarme a sentir bien, productiva y en equilibrio. Necesitaba tiempo para madurar y crecer de experiencias similares y desarrollar la capacidad de sentir y entender, y trabajar en mis respuestas emocionales concernientes a mi pasado. Lograr una perspectiva histórica del mundo que me rodea fue importante, aunque me haya tomado más de veinte años entender parte de lo que estaba estudiando. Me dio la capacidad de convertirme en mi historiadora personal, de tal forma que puedo ganar objetividad y crear una base sostenible para una vida saludable —una base que no niega lo que soy, pero me ayuda a enfocarme en lo que quiero ser, entendiendo mis tendencias destructivas y desarrollando las creativas—.

Ampliar mi visión del mundo hasta incluir el estudio de la historia de la religión fue el punto de partida en mi esfuerzo de crear una perspectiva más personal y completa de la espiritualidad. Escoger una carrera del campo de la salud me permitió aumentar mi conocimiento del cuidado personal y la vida sana. Y recuperarme de una rara lesión en mi cuello ocurrida en mis treintas (¡créalo o no, fui golpeada en la parte trasera de la cabeza con la bandeja de un camarero en un restaurante!), finalmente me forzó a dejar de usar el trabajo y el ejercicio como distracciones para mi proceso curativo. Me dirigí al yoga para recuperar fuerza y flexibilidad en mi cuello y espalda, y empecé a buscar prácticas alternativas para aliviarme rápidamente de mi lesión.

Finalmente, comencé a desenmarañar la más grande bola de hilo dentro de mi cabeza, y surgieron todas las preguntas no respondidas acerca de mi pasado. Retrocediendo a mis primeros años, tenía que eliminar mucha confusión antes de poder adoptar hábitos de vida que realmente alimentaran mi bienestar. Fui criada en un hogar alcohólico, donde las necesidades emocionales de mi padre eclipsaban las de todos los demás. En ese ambiente, no aprendí a enfrentar el miedo o el dolor, pero sí suprimía estos sentimientos en un esfuerzo por "ser fuerte", y la resultante necesidad de probar mi valor personal se manifestó desde mi adolescencia hasta pasados mis veintes en forma de anorexia o régimen de hambre autoimpuesto, un esfuerzo por alcanzar la perfección que, como todos sabemos, nunca llega. Este estado de ansiedad excesiva conduce a un nerviosismo por la comida, problemas digestivos crónicos y una muy baja autoestima. Mi capacidad para demostrar mis logros en los deportes y en el campo académico y profesional provino (afortunadamente) de un gran deseo de vivir, y (desafortunadamente) de una fuerte necesidad de controlar todo como una reacción a los trastornos de crecer en un ambiente emocional inseguro.

Con la participación en programas de autoayuda, cursos sobre el logro de objetivos y manejo del estrés, prácticas de bienestar orientales, y una pasión continua por la nutrición y la buena salud, empecé a encontrar mi equilibrio, y con el tiempo he adquirido un mejor entendimiento de cómo alimentarme y mantener un sentido sostenible de bienestar. Particularmente me atrajo el yoga y el ayurveda por su capacidad de dar orden y significado a mi tortuosa introspección. El estudio de estos enfoques más orientales, al igual que el estudio de la historia, ha complementado enormemente mi propio proceso de autodescubrimiento. He logrado una perspectiva del bienestar que me ha ayudado a crear un marco personal con el cual puedo completar las piezas faltantes (o conectar las redescubiertas) de la compresión de mí misma. *Tratamientos Ayurvédicos* es el resultado de mi viaje de autodescubrimiento, y el deseo de compartir estas ideas con otros viajeros. Que esto nos traiga paz.

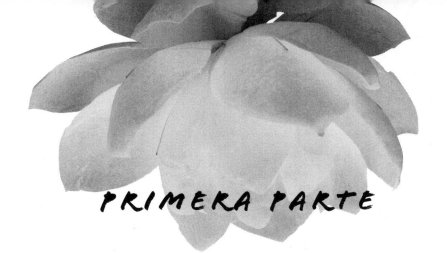

PRIMERA PARTE

Definición de equilibrio

Este jardín no es un lugar
—es la conciencia de todas las cosas que crecen:
semillas sembradas, flores brotando, frutos cosechados
y maleza que será arrancada—,
hambre y plenitud
reuniéndose y descansando dentro de mí . . .
Habiendo sido restaurado mi deseo por la vida,
se me concede el hambre por el equilibrio.

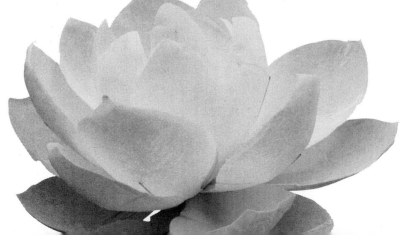

1

Los tres tipos de mente–cuerpo

Al tratar de entender por qué somos lo que somos, particularmente en conjunción con un activo deseo de trabajar con el peso, el estrés y el crecimiento personal, es útil tener una definición de equilibrio como punto de partida para nuestra averiguación. En el estudio del ayurveda, la ciencia hermana del yoga, cuya traducción literal es "ciencia de la vida", la definición de equilibrio es universal, conteniendo elementos comunes que están en todos los tipos de mente y cuerpo; es de naturaleza personal, individualizado para ajustarse a los atributos únicos de cada ser humano. Esta definición nos permite relacionar características que todos tenemos, además de nuestra visión de nosotros mismos.

A menudo, cuando estamos bajo estrés o continuamente disgustados con nuestro cuerpo, o cuando sentimos que no hemos tenido éxito, examinamos nuestras tendencias menos constructivas severamente. El concepto de equilibrio nos permite apartarnos de nuestras pasiones y vernos a nosotros mismos objetivamente, y de este modo observar con claridad los pensamientos y acciones que se combinan para conformar nuestros distintos seres. Cuando aprendemos más sobre las tendencias comunes dentro de los tipos de mente–cuerpo, podemos entonces descubrir cómo estas tendencias se relacionan con las situaciones y condiciones individuales. Entender estas tendencias nos permite examinar esos aspectos en nosotros mismos que nos mantienen en equilibrio, y hace que tengamos formas más creativas para ver y tratar las causas del desequilibrio.

Según el ayurveda, todos estamos compuestos de los mismos elementos (éter, aire, fuego, agua y tierra), y las diferencias personales son consecuencia de las combinaciones únicas de estos elementos en diversas cantidades cuando se manifiestan en patrones fisiológicos, mentales y emocionales. Estos elementos se combinan para formar tres tipos de mente–cuerpo, o *doshas:*

Vata
- Aireado y etéreo (manifestándose como movimiento, respiración, conciencia).

Pitta
- Fuego y agua (manifestándose como metabolismo, vitalidad, percepción).

Kapha
- Agua y tierra (manifestándose como tejido corporal, uniformidad, paciencia).

Todos tenemos estas cualidades en proporciones diversas y únicas, que componen nuestra constitución o *prakruti*, y usualmente predominan dos de los tres tipos: vata/pitta, vata/kapha, pitta/vata, pitta/kapha, kapha/vata o kapha/pitta. En un estado de equilibrio, es raro que una persona tenga un solo tipo mente–cuerpo predominante o los tres por igual. Sin embargo, un individuo puede tener una condición agravada y ser influenciado excesivamente por una categoría. En la mayoría de casos, una persona tendrá un tipo de mente–cuerpo que tenderá a ser una influencia predominante en la fisiología, los pensamientos o emociones, seguido por un tipo secundario que, a menor grado, también se manifiesta. El tipo restante también está presente, pero influencia aun menos a la persona.

Un buen punto de partida para encontrar el equilibrio es reconocer y entender las cualidades edificantes y alteradoras de su tipo de mente–cuerpo, para aumentar y emplear sus características positivas y constructivas para alcanzar sus objetivos. Determinar su tipo de mente–cuerpo puede ser confuso en principio ya que a veces usted puede identificarse con un grupo de características y en otras ocasiones con otro. Sin embargo, entre más explore la combinación de características, mayor será su conocimiento de las categorías que predominan y lo influencian más.

Al identificar características específicas de su constitución, también puede empezar a notar semejanzas entre usted y la vida que lo rodea. En el ayurveda todos los aspectos de la vida provienen de al menos uno de los cinco elementos. Es útil ver estas cualidades desde una perspectiva más amplia, y al mismo tiempo emplear la imaginación (¡y el sentido del humor!). Ver el ayurveda desde una perspectiva más metafórica le permitirá encontrar una relación más amplia con la vida a su alrededor, mientras simultáneamente se beneficia de su introspección. En una práctica ayurvédica avanzada, una persona puede sentirse sincronizada interna y externamente con el ambiente que la rodea. De esta forma, su sensación de "estar centrada" tiene menos probabilidad de ser alterada por eventos externos.

La tabla 1 describe los tres principales tipos de mente–cuerpo en formato de hoja de trabajo.* Mientras se familiariza más con los términos y sus cualidades, notará cómo estos atributos han formado lo que usted es a nivel físico, emocional y mental. También puede obtener discernimientos sobre las constituciones y tendencias de las personas que lo rodean. Para determinar su categoría mente–cuerpo predominante, ponga una marca frente a cada línea de características (en cada columna) que mejor lo describa cuando se encuentra en un estado saludable y tranquilo, o tal vez como era en la infancia. A veces estas características pueden diferir de su actual condición, lo cual es la indicación de una potencial fuente de irritación o desequilibrio.

Si no está seguro de que un aspecto sea su "verdadera" naturaleza, sino la respuesta a un desequilibrio, indique lo que es actualmente verdadero para usted. Cuente las marcas en cada columna y sume sus totales. La columna con el mayor número de atributos marcados es su tipo de mente–cuerpo principal, y la columna con el segundo mayor número de atributos es su tipo secundario, o dosha. Al familiarizarse con sus características, la visión inicial

* Tabla 1 incluye información de varias tablas encontradas en *Ayurveda, a Life of Balance* por Maya Tiwari (Healing Arts Press, Rochester, Vt., 1995).[1]

	Éter/Aire (Vata)	Fuego/Agua (Pitta)	Agua/Tierra (Kapha)
Piel	__ Seca, áspera, fría __ Bronceada fácilmente __ Arrugas prematuras	__ Grasosa, suave, caliente __ Bronceada moderadamente __ Pecas, lunares	__ Fría, suave, densa, grasosa __ Pálida, se quema fácilmente con el Sol __ Tez suave, lisa
Cabello	__ Castaño o negro __ Seco, ralo, rizado __ Fuertemente rizado	__ Rubio oscuro, rojo __ Gris prematuro, calvo __ Lacio	__ Rubio, azabachado, castaño oscuro __ Grasoso, abundante, brillante __ Ondulado
Ojos	__ Grises, marrones o poco comunes __ Apagados, angostos, pequeños __ Secos, hormigosos	__ Café claro, avellanados, verdes __ Forma de almendra, penetrantes __ Ensangrentados, esclerótica amarilla	__ Negros, azules __ Grandes, brillantes, sensuales __ Esclerótica blanca
Complexión y cara	__ Muy bajo o alto __ Articulaciones grandes, pecho plano, delgado __ Cara angosta, nariz encorvada	__ Talle medio __ Atlético __ Cara y nariz angulares	__ Talle grande __ Robusto, complexión ancha __ Cara redonda, nariz ancha
Temperamento/ pensamiento	*Desequilibrado:* __ Nervioso, indeciso __ Baja tolerancia al dolor __ Miedoso, frígido, confundido *Equilibrado:* __ Introspectivo __ Perceptivo __ Disciplinado, espiritual	*Desequilibrado:* __ Arrogante, impetuoso __ Irritable, impaciente __ Fuera de control, egoísta *Equilibrado:* __ Alerta, adaptable __ Inteligente, listo __ Exitoso	*Desequilibrado:* __ Aferrado, avaro __ Terco, intolerante __ Negligente, perezoso *Equilibrado:* __ Tranquilo, estable, clemente __ Contemplativo __ Edificante
Consumo de alimentos y digestión	__ Gusto por los pasabocas __ Puede ser obeso, adictivo __ Estreñimiento, gases	__ Buen apetito, pero irregular __ Indigestión, úlceras __ Muy condimentado, Diarrea	__ Apetito invariable __ Come en exceso o poco __ Hinchazón, inactividad
Total atributos	_____	_____	_____

Tabla 1: Los tipos de mente-cuerpo (Doshas)

de su tipo de mente–cuerpo puede cambiar. Todo esto es parte del proceso de autodescubrimiento, que puede ser frustrante al recopilar información, pero satisfactorio cuando llegue el discernimiento.

La psicología de los doshas

Ahora que tiene idea de su constitución particular, veamos cada dosha desde una perspectiva más amplia.

Vata es una combinación de éter y aire. Considere las características de estos dos elementos: sabe que existen pero realmente no puede verlos, sólo sus resultados. No puede ver el viento, pero sí los árboles que se mueven por él. Algo etéreo no existe literalmente en forma tangible o física, pero sí en nuestra mente e imaginación. Por lo tanto, vata es una cualidad ligera, cambiable y difícil de concretar; es creatividad e imaginación, o jovialidad y timidez. Representada en las estaciones, vata se encuentra en las cambiables temporadas de primavera y otoño. Ambas estaciones son transiciones de estados definidos de calor y frío. Cualquiera que haya tratado de sembrar un huerto de hortalizas puede decirle que la primavera es impredecible, con Sol y calor (¿debería sembrar esas semillas ahora?) seguido por nubes oscuras y lluvia (oh, las plantas de semillero de zanahoria se las llevó el agua); un cambio de clima que puede ocurrir en sólo momentos. El otoño también es una estación curiosa, con hojas secas y frágiles arrastradas caprichosamente por ráfagas de viento, y colores brillantes y cambiantes frente a un cielo azul profundo. Otros ejemplos que ilustran la cualidad de vata son las ardillas de rápido movimiento, siempre vigilantes del peligro; la esponjosa espuma de un cappucinno; ciertos trabajos como el de la recepcionista, quien debe alternar muchas tareas mientras tiene conversaciones cortas con diferentes personas.

En contraste con la ligereza de vata, el tipo pitta es mucho más intenso y determinado. Está compuesto de fuego y agua, y se encuentra en el verano, tiempo de calor, tormentas, ajís, y un tiempo industrioso para cultivar. Pitta es atletismo, inteligencia, la necesidad de hacer las cosas y la impaciencia cuando no son hechas correctamente. Es como nos sentimos cuando alguien nos cierra en la autopista en un tráfico de horas pico. Puede ser muy claro y directo al punto, y a menudo ofensivo si los sentimientos de otros no son tomados en consideración. Los tipos pitta usualmente se hacen cargo de una situación o ejercen influencias de liderazgo de alguna forma. Son buenos para hallar la fuente de un problema. Los ojos pitta ven a través de usted. Cuando no está equilibrado por descanso y juego, como resultado aparece el estrés.

Kapha, compuesto de agua y tierra, tiene una cualidad mucho más suave que el nervioso vata o el enérgico pitta. Las personas con mucho kapha son usualmente agradables, ya que su naturaleza tiende a ser más jovial y atenta de los demás. Kapha puede ser tranquilizante, como una merecida siesta después de una larga caminata, o entumecedor, como al ver demasiada televisión y comer muchas papas fritas en el sofá. De este tipo son los movimientos fijos, como un granjero arando un terreno con su tractor; también se incluye el invierno con su clima húmedo y frío, y animales que acumulan alimentos e invernan en estas temporadas. Al tipo kapha no le gusta dejarse llevar por los impulsos; es difícil hacer que se enoje, pero una vez que usted lo haga tenga cuidado —sus largas mechas finalmente han sido encendidas, y probablemente sigue una gran explosión—. Los pittas rápidamente se enfadan y estallan, los vatas pueden esconder la ira por miedo. Kapha tiene muchos sonidos, como el tranquilizante de las olas que llegan a la playa (¡o el de su pareja roncando lejos a medianoche!).

Influencias sobre el peso y el manejo del estrés

Examinemos los tipos de mente–cuerpo y sus combinaciones desde una perspectiva del peso y el manejo del estrés. Recuerde, ninguna de estas categorías es más importante o mejor que las otras en términos de manejar grasa corporal, estrés o crecimiento personal. De hecho, cada una tiene sus fortalezas para moderar el apetito y tratar el estrés; a la inversa, cada categoría mente–cuerpo tiene potenciales características perturbadoras, que usualmente se activan por la acumulación de hábitos insoportables, inconciencia, cambios naturales, o posiblemente un trastorno vital de algún tipo.

Ya que los tipos vata son esencialmente influenciados por las cualidades de éter y aire, poseen estas mismas características con respecto al apetito y el estrés. En un estado saludable y relajado, los individuos de este tipo son alegres y ocupados, a menudo olvidando comidas o dejando un sandwich medio comido mientras ven o recuerdan algo más que quieren hacer. Es irónico que personas influenciadas por vata frecuentemente digan que comen mucho, pero cuando uno realmente las ve comer, se demoran una eternidad para terminar sus alimentos y muchas veces no acaban. No les importa tener una gran comida y luego esperar un largo rato para la siguiente, pero el cielo ayuda al individuo que esté junto a un tipo vata hambriento (¡aquí la clave es la inestabilidad!). Así, si los apetitos vata son irregulares, y se distraen con otras cosas, las personas influenciadas por este dosha, en un estado saludable, no piensan tanto en comida y les gusta gastar energía. Menos alimento en combinación de mucha actividad usualmente significa menos peso físico.

Cuando vata está desequilibrado, este tipo de mente–cuerpo se torna difícil respecto al manejo del peso. Si los aspectos menos constructivos de vata incluyen nerviosismo, miedo y apetito irregular, entonces un vata desequilibrado puede comer en exceso al estar nervioso, solitario o emocional. Su apetito puede estar sobreestimulado para hacerlo tener hambre todo el tiempo, con el constante deseo de mordisquear o mascar. (¡Y lo que en nuestro mundo moderno usualmente mascamos es comida chatarra, que satisface el deseo de estimular el sentido del gusto, pero finalmente quedamos más hambrientos!). Vata es el más sensible de los tres doshas; es más fácilmente desequilibrado debido a su frágil naturaleza. Así, las personas influenciadas por él que estén bajo demasiado estrés, a menudo utilizan la comida como un amortiguador, una forma de encontrar alivio inmediato. La comida puede ser muy reconfortante, especialmente en nuestra era de abundancia, con supermercados llenos de una increíble serie de elecciones. Como veremos después, los alimentos consumidos ayurvédicamente pueden aún ser reconfortantes —sin alterar el peso, la digestión o los niveles de energía—.

Ya que predominantemente los tipos vata tienen una naturaleza que tiende hacia la energía nerviosa, un patrón de ejercicios regular es beneficioso para moderar esta energía. Un patrón alimenticio regular, donde el apetito es cuidado —como cultivar un jardín meticulosamente, sin permitir que las plantas sigan diferentes direcciones—. Para que vata se sienta equilibrado son beneficiosos hábitos específicos con propósitos sanos; la clave es no estancarse en viejos patrones que ya no sirven. Las personas orientadas a la buena salud y forma que principalmente son de tipo vata, a menudo se convierten en fanáticas del ejercicio, dependiendo del frenético gasto de energía para equilibrar el peso, en lugar de combinar la actividad física moderada con tiempo de reposo (para tranquilizar el nerviosismo de vata) y hábitos alimenticios regulares —todo esto se combina para balancear el apetito—. Sin embargo, la capacidad de ser imaginativo también es una característica vata, y de este modo una inclinación por un enfoque intermitente de comer, ejercitarse y descansar, también puede convertirse en una integración creativa de tiempo personal para alimentarse, en combinación con una variedad de actividades recreacionales u orientadas al ejercicio.

Los individuos tipo vata necesitan variedad. Las dietas parecen demasiado restrictivas, y el ejercicio se convierte en una carga cuando se siente forzado o muy rígido. Las personas con mucho vata son usualmente pequeñas o de huesos delgados, y el entrenamiento moderado levantando pesas puede ser muy beneficioso para la postura y la densidad ósea. No obstante, si levantar pesas es difícil o muy intenso, los vata a menudo evitarán por completo este tipo de ejercicio (y el percibido malestar que trae), y por consiguiente no recibirán sus beneficios. De este modo, el ejercicio para estas personas debe ser variado y divertido, pero con suficiente propósito para que sea efectivo.

Por otro lado, es más probable que los individuos influenciados por pitta sigan una rutina de ejercicios por su atracción a la actividad intensa, así como los resultados. Los fisiculturistas y gimnastas nos recuerdan musculatura y simetría, dos características pitta. Frecuentemente, las personas de este tipo aman los deportes bajo el principio de que "sin dolor no hay ganancia" aplicado al entrenamiento. El ejercicio puede ser usado como una liberación de presiones acumuladas, ya que los pittas pueden retener durante el día muchos sentimientos de frustración y a veces de ira. Ellos tienen buenas intenciones, pero en ocasiones su insistencia en la perfección puede guiar a molestias con el resto del mundo (que desafortunadamente no es perfecto), y a la incapacidad de dejar a un lado un proyecto o tarea para darle espacio al descanso y las comidas regularmente. Si una persona pitta se ve inmersa en una tarea, ésta toma prioridad sobre la alimentación —por eso los que tienen esta influencia a menudo son vendedores orientados a su objetivo, líderes de proyectos o presidentes de compañías, con un alto potencial para desarrollar problemas asociados al estrés—. "Éxito a cualquier precio" puede ser el lema de un pitta que no está equilibrado con otras necesidades.

Los pittas que trabajan en exceso a menudo tienen problemas de sobrepeso, pues la comida se convierte en una forma de calmar nervios irritados. Una persona de este tipo normalmente tiene un apetito bien desarrollado y una constitución fuerte que puede gastar grandes cantidades de energía. Sin embargo, la agitación de un día intenso suele ser apaciguada con muchos dulces y grandes comidas. En combinación con una tendencia a sacrificar el descanso y el ejercicio para cumplir un objetivo de trabajo, los pitta pueden a menudo declinar en sus condiciones físicas. El capítulo 3 trata más detalladamente la influencia de los doshas en nuestro sentido del gusto y las correspondientes acciones que producen nuestros "apetitos".

La cualidad de pitta permite motivarnos, enfocarnos y disciplinarnos lo suficiente para realizar los objetivos. Aprovechar esta influencia puede ser útil para emplear el intelecto y ser más consciente de la acción necesaria de los otros doshas. Si los individuos tipo pitta pueden encontrar un equilibrio entre el trabajo y el juego, son capaces de manejar su peso y estrés; sin embargo, primero deben aprender a no ser tan duros consigo mismos (y los demás) mientras traen el equilibrio a sus vidas.

Las personas influenciadas por kapha, por su naturaleza, están bien equipadas para mantener el equilibrio, pues tienen un temperamento que tiende a ser calmado y estable. También tienen gran resistencia física y muestran un ritmo mucho más regular para trabajar y ejercitarse. Como el famoso cuento de la tortuga y la liebre, los de tipo kapha son tortugas constantes y seguras, mientras los pitta tienden a fundirse si no son conscientes de su necesidad de equilibrio. Por consiguiente, los kapha tienen la capacidad de mantener un apetito estable y no comer en exceso debido al agotamiento o el nerviosismo. Rara vez necesitan desayuno y son felices con comidas moderadas. Tienen una constitución fuerte, lo cual los hace aptos para entrenamientos y eventos de resistencia. No se distraen por la necesidad de tener éxito, terminar algo (una característica pitta), o el miedo al fracaso (una característica vata). De este modo, una vez que encuentran un ritmo para el trabajo, descanso y juego, los kaphas pueden manejar los altibajos de la vida y mantener un sentido de bienestar interior.

No obstante, si la cualidad de kapha es desequilibrada, puede tener resultados negativos en el manejo del peso y el sostenimiento de hábitos saludables. Kapha nos da una mayor apreciación de nuestros sentidos, que en nuestro sobreabundante mundo moderno a menudo se traduce como hambre por las cosas más buenas de la vida —comida deliciosa, bebidas finas, ropa lujosa, ambientes hermosos y mucho tiempo para disfrutar todo esto—. Los individuos tipo kapha son atraídos por alimentos saludables y bajos en grasa en un estado de equilibrio, pero más pesados y ricos en calorías cuando hay desequilibrio. Si la cualidad de kapha, que por su naturaleza desea calma y descanso, está débilmente estimulada, a menudo sólo el exceso apaciguará la necesidad de vencer el aburrimiento de un kapha. Probablemente todos hemos experimentado situaciones cuando la fatiga física, mental o emocional nos guía a comer en exceso y descuidar la necesidad de liberar sentimientos reprimidos con el ejercicio saludable o el juego. Las personas tipo kapha son muy tolerantes, pero esto significa que frecuentemente retienen sus sentimientos hasta que sus depósitos emocionales no aguantan más, y entonces explotan de ira. Como se mencionó antes, hay una correlación directa entre los gustos que nos atraen y las acciones que demostramos en estados de equilibrio y desequilibrio.

Cuando kapha está desequilibrado, a menudo el resultado es un aumento de peso. Los individuos con esta influencia tienden a ser más pesados que quienes tienen otro tipo de mente–cuerpo, con huesos más grandes y más tejido corporal que vatas y pittas. Debido a que la cultura moderna enfrenta el concepto de tener una figura esbelta con la autoestima, los kaphas sienten una mayor presión para ajustarse a las ideas contemporáneas de lo que es atractivo y deseable. Los desórdenes alimenticios y las prolongadas dietas se presentan frecuentemente en kaphas y la posterior frustración producida puede convertir la regularidad kapha en apatía e inactividad. Otro aspecto de este tipo de mente–cuerpo es la tendencia a sentirse poco estimulado, lo que a su vez produce la necesidad de emoción y aventura. Lo opuesto también se cumple, una persona kapha que está sobrecargada de trabajo o sentimientos, puede simplemente cerrarse (figurativamente, con insensibilidad emocional; mentalmente, siendo incapaz de tomar una decisión o implementar un cambio positivo; o físicamente postrado en un sofá comiendo papas fritas). Los kaphas se mantienen en equilibrio cuando pueden definir objetivos claros y recompensas por sus esfuerzos, y tienen suficiente tiempo para satisfacer su deseo por la vida y necesidad de juego.

En resumen, la constitución de la mayoría de personas les da tendencias constructivas para que se sientan equilibradas y saludables, además de tendencias destructivas que pueden originar estados del ser no deseados. Y debido a que estamos compuestos de las tres categorías de mente–cuerpo en diferentes grados, a veces podemos sentirnos en conflicto con nuestra propia naturaleza (la necesidad de un vata/kapha de estar activo y relajado). Como veremos en el capítulo 2, a menudo nuestro equilibrio es definido como una cuidadosa danza entre los tres estados del ser.

2

ঽ

Los tres estados del ser

El deseo de crear y de mantener una sensación de bienestar y equilibrio es una función natural de nuestra constitución; también existe la tendencia a desatender las señales que nos envían nuestros tipos de mente–cuerpo, o doshas, cuando ocurre un desequilibrio. Los desbalances que se presentan en los doshas afectan el estado del ser. Los tres estados del ser son:

Sátvico
- Equilibrio, curiosidad sana y la capacidad de pensar.

Rajásico
- Movimiento, el deseo de reorganizar o manifestar.

Tamásico
- Inercia, un deseo de parar y descansar.

La comida puede ser descrita por estos estados: *sátvica* (si equilibra), *rajásica* (si calienta o agita), o *tamásica* (si produce frío o entumece). Un durazno fresco en un caluroso día de verano podría ser considerado sátvico o equilibrante, ya que satisface el hambre y el deseo de algo sabroso, sin producir pesadez o acalorarnos. Un pimiento es rajásico, ya que agita el metabolismo y estimula los jugos digestivos. En contraste, un helado de crema es pesado, llenador, enfría la boca y entumece la digestión. Como veremos en el capítulo 3, la realización de una dieta sátvica o balanceada involucra la sensación física del gusto; pero también incluye nuestro estado mental y emocional. Por ejemplo, disfrutar la preparación y el consumo de una comida saludable podría considerarse sátvico o nutritivo. La forma en que preparamos la comida y cómo nos sentimos respecto a comer en general o un alimento específico, representa aspectos diferentes de crear una dieta nutritiva y balanceada.

De este modo, no sólo lo que comemos afecta nuestro estado del ser, sino también las actividades en que nos involucramos. Dar una caminata en un hermoso parque alimenta los sentidos, tranquiliza la mente, y el cuerpo recibe un ejercicio balanceado. Responder un examen a menudo estimula pensamientos, manifiesta ideas, y puede considerarse agitador o rajásico. Ver una película mientras estamos acostados en el sofá es inercia, o un estado tamásico. Los pensamientos pueden estar en un estado de relajación o meditación; también pueden ser de enojo e indiferencia. Estos tres estados del ser describen los estados físico, mental y emocional, y a lo largo de la vida pasamos de uno a otro. Al igual que en la naturaleza, donde podemos ver una cierta lógica y un propósito en la transición de lava líquida (rajásica) a un trozo de roca sólida (tamásico), la vida puede fluir a través de diversos estados en un ciclo natural —uno que no detiene el cambio, pero permite que se sienta aceptable y bien—.

El ayurveda es un estudio de la danza de los tres estados del ser y la forma en que afectan las características de la mente–cuerpo. Recordando las descripciones de los doshas en el capítulo 1, la cualidad de vata es el movimiento. Si éste es agitado, como en una ráfaga de viento, entonces es rajásico. Si es divertido y atractivo, como cuando una persona "mueve" sus pensamientos con una agradable imaginación (como soñar despierto o un momento creativo cuando las ideas están "fluyendo"), el estado del ser es de naturaleza gratificante o sátvica. La cualidad de pitta, por su naturaleza, es de movimiento —de hacer las cosas o terminar una tarea, de manifestar—. Si un individuo tiene exceso de pitta en su constitución, tiende a mantenerse moviendo de actividad en actividad con intensidad. Hay diferentes niveles de esfuerzo, y si la persona se esfuerza pero está en un estado relajado, la productividad está aún presente, pero el nivel de agitación es más bajo. Por consiguiente, los pitta que no desarrollan otros aspectos de su constitución (que traen descanso equilibrante y jovialidad), a menudo se encuentran en un estado de agitación prolongado o demasiado intenso, que puede manifestarse como una tendencia a la ira, el apetito exagerado, ataques de estrés, o incluso malestares físicos o enfermedades. Por otro lado, las personas influenciadas por kapha pueden ser lo contrario, tendientes a no tener suficiente movimiento en sus estados físico, mental y emocional. A un individuo "agobiado" por un desequilibrio kapha, se dificulta hacer un cambio o liberarse de cosas, y puede manifestar excesivo tejido corporal por la falta de movimiento físico y elegir alimentos más pesados.

Así como el tipo de mente–cuerpo nos ofrece herramientas constructivas para manejar el peso y el estrés (además de potenciales tendencias para hábitos menos constructivos), los doshas están siempre oscilando entre los diferentes estados de equilibrio, agitación o inercia. Por lo tanto, para ganar habilidad en alimentar conscientemente su estado mental, el estudio del ayurveda le pide que reconozca sus características mente–cuerpo y las tendencias e influencias inherentes de esas cualidades en su estado del ser.

Las personas durante la infancia se encuentran en un estado de equilibrio la mayor parte del tiempo, pasando de actividad a descanso de forma inconsciente pero natural. A medida que envejecemos, empezamos a ser conscientes de los altibajos de la vida y quedamos expuestos a experiencias potencialmente desequilibrantes que afectan nuestro estado del ser y la mente. Los conflictos de convertirse en un adolescente; el desafío de ganarse la vida y encontrar el camino correcto; relacionarse con la familia, amigos, compañeros de trabajo, conocidos e incluso enemigos; experimentar traumas, alegrías y misterios —todos los aspectos de la vida son formados e influenciados por la danza de los doshas y lo bien que lleguemos a entender nuestras constituciones y necesidades inherentes—.

Para propósitos de la vida diaria, el objetivo no es aferrarse a un perfecto estado de equilibrio, porque en un mundo de cambios y posibilidades esa clase de perfección no es probable. Sin embargo, cuando entendemos la naturaleza y los tipos de acciones que tienden a desequilibrarnos, podemos elegir ser más conscientes de nuestras tendencias constructivas, y desarrollar hábitos que empiezan a llevarnos a más momentos de equilibrio que con el tiempo se fusionan en un sostenible estado de bienestar.

En yoga, el objetivo de hacer posturas físicas o *asanas* no es alcanzar la perfección, sino pasar de una a otra con un propósito relajado pero consciente. Si la persona está físicamente desafiada a realizar cierta postura y se encuentra luchando para ganar más fuerza, flexibilidad o respiración, esa persona intenta la posición en un mayor estado de agitación, lo cual afecta adversamente su estado físico, mental y emocional. En una clase de yoga, tanto el estudiante nuevo como el experimentado realiza las posturas todo el tiempo; la diferencia entre los dos es su estado del ser. Claramente, ambos están aprovechando la energía de *rajas* o movimiento para hacer la postura, pero el estudiante más avanzado usa una respiración continua y expansiva (en lugar de gemidos, gruñidos y tragos de aire poco profundos), con un intelecto que está más interesado en enfocarse en las diversas señales físicas para aumentar el sostenimiento de la postura (en lugar de enojarse o frustrarse al encontrar limitaciones en la flexibilidad, fortaleza y habilidad para equilibrarse), y un vínculo menos emocional frente al resultado del ejercicio (en lugar de aferrarse al desarrollo "exitoso" o "infructuoso" de la posición, o las emociones que origina la dificultad, el dolor o tal vez la alegría de ella).

Con el tiempo, un estudiante de yoga puede ser consciente de sus pensamientos, sentimientos y acciones en la clase, hasta el punto que sea natural y cómodo el nuevo estado de conciencia. Este enfoque más equilibrado de la clase le permite al estudiante pasar a un estado inconscientemente balanceado, donde él naturalmente busca realizar las posturas de forma constructiva, porque el estado del ser producido es agradable y edificante (esto es, sátvico). Si el estudiante tiene buena instrucción y practica el yoga regularmente, con el tiempo su enfoque de la clase recaerá en todos los aspectos de la vida, ya que en un estado saludable los doshas buscan integrar sus cualidades en un estado útil y edificante. En otras palabras, el cuerpo, la mente y las emociones buscan el equilibrio, si desarrollamos hábitos que permitan que sus saludables voces sean oídas.

Examinemos dos posturas del hatha yoga específicas por sus analogías con el concepto de crear y mantener equilibrio o bienestar. Una postura llamada "arco de tensión" requiere gran determinación para mantenerse equilibrado en una pierna mientras se mueve la otra pierna y el brazo extendido en direcciones opuestas (ver figuras en las páginas siguientes). Para un estudiante más avanzado, la pierna extendida queda en línea con la pierna de apoyo (me tomó un tiempo poder abrir mis apretados músculos de la cadera lo suficiente para extender bien la pierna sobre mi cabeza). Para mí, la belleza de esta postura es su simbolismo de la danza de los doshas, los tirones de la vida y los rasgos de carácter que potencialmente nos jalan en todas las direcciones pero pueden, al igual que esta postura, ser dirigidos para alcanzar mayor flexibilidad, gracia y resistencia de la mente, el cuerpo y el espíritu. Mientras la pierna extendida es tirada hacia arriba, el brazo extendido se aleja de la pierna. En otras palabras, la mente instruye al cuerpo para que se mueva en dos direcciones opuestas, y lo que más permite que la persona se mueva en la postura es la habilidad de usar el brazo de apoyo para equilibrar los movimientos opuestos. Esta posición pide al estudiante que se sienta cómodo con las contradicciones inherentes en ella, y trabaje con estas fuerzas opuestas para que se equilibren, así como el equilibrio ayurvédico nos hace reconocer nuestras tendencias en conflicto y desarrollar una conciencia de ellas, de tal forma que podamos "estirarnos" de una forma u otra cuando sea necesario. Buscar y mantener el equilibrio es un estado activo que siempre necesita atención para conservarse. Como en la postura, el momento en que la pierna empuja muy duro, el equilibrio de la tensión se pierde, y el estudiante desequilibrado finalmente pierde la posición. Sin embargo, el estudiante tiene la opción de intentar de nuevo la postura, y con el tiempo adquirir fortaleza y conciencia para mejorarla (al igual que sus beneficios). Posteriormente los movimientos serán más sutiles, sostenibles y duraderos.

La segunda postura es apropiadamente llamada "palo balanceado". La posición es hecha concentrando inicialmente la fuente de la fuerza: la pierna de apoyo, con el pie firme y los músculos frontales contrayéndose fuertemente desde la rótula. Si una persona puede pararse derecha en una pierna y

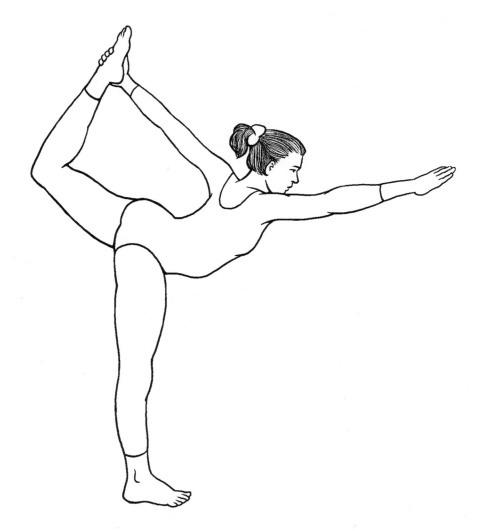

Figura 1: El arco de tensión

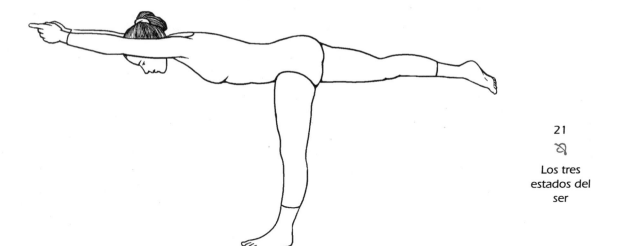

Figura 2: **El palo balanceado**

mantener su concentración en contraer los músculos del cuadriceps (sin ni siquiera preocuparse por extender la otra pierna o el torso, como lo ilustra la figura), habrá realizado el principio fundamental de crear una base firme antes de tratar de alcanzar un estado más avanzado. A medida que la fortaleza física y la concentración aumentan, se desarrolla la habilidad para mejorar y profundizar la postura. La fuerza de la pierna de apoyo contribuye en la contracción de los músculos abdominales, lo que a su vez permite mantener extendidos los brazos y la otra pierna. He experimentado momentos en que siento que mis brazos y la pierna suspendida flotan sin esfuerzo, porque no me enfoco en la dificultad de la postura, sino en los pasos necesarios para desarrollarla, lo cual me permite emplear mis pulmones, expandir mi capacidad para procesar oxígeno, y por consiguiente me da la fortaleza para sostener la postura del "palo balanceado" (que es apropiadamente descrita por algunos como el matrimonio del corazón y los pulmones). Incluso con el corazón bombeando violentamente y los pulmones expandiéndose para obtener la mayor cantidad de oxígeno disponible, pude sostener esta postura, porque mi concentración se enfocaba en mantener fuerte la base y contraer los músculos arriba de la rótula (mientras dejaba algo floja la parte posterior de la rodilla para evitar una lesión).

La danza de los doshas es evidente aquí, ya que conservo la luz de mi mente (y por consiguiente de mi pierna y brazos), concentrándome en desarrollar ciertas tareas físicas (emplear los músculos de la pierna, abdominales y pulmones) en lugar de preocuparme por no poder lograr completamente este "matrimonio entre el corazón y los pulmones". Yo me enfocaba en lo que podía hacer, y así, en este caso, desarrollé la postura hasta un grado más avanzado. Hace años sufrí una prolongada enfermedad y lesioné mi espalda, y no podía hacer el ejercicio. A medida que empecé a recuperarme lentamente, experimentaba la frustración de saber lo que hacía antes, en contraste con la realidad de no poder realizar la postura (sólo me paraba en una pierna y trabajaba nuevamente para crear una fortaleza básica). Pero también recordaba la sensación de soltura que había experimentado, y procuraba hacer la parte de la postura que se me facilitaba, mientras mantenía una actitud relajada.

Esta capacidad mental, no preocuparme por el resultado del ejercicio, pero sí poner toda mi energía en una consistente práctica diaria de la postura, tiene mucho que ver con un principio básico del tratamiento ayurvédico: concentrar la energía en las características constructivas y fortalecerlas con el tiempo. Enfocándome en lo que podía hacer, pude recuperar mi fortaleza y flexibilidad. De nuevo he sentido la alegría de la soltura mientras desarrollo la postura en un estado de intensidad relajada, porque regresé a lo básico y puse el esfuerzo y tiempo necesario para reconstruir la fuerza, poco a poco, en mi pierna debilitada. Mi objetivo era aplicar las habilidades aprendidas en las ocasiones anteriores en que había hecho el ejercicio, aprovechando un estado mental relajado y la capacidad de enfocarme en señales físicas para empezar a ganar fuerza en mis piernas, músculos abdominales y espalda inferior. El resultado: al no enfocarme emocionalmente en el objetivo final, y estando dispuesta a intentarlo una y otra vez, pude mantener una sensación de bienestar. Desarrollar la postura completamente fue como poner alcorza sobre el pastel.

El yoga utiliza la mente para concentrarse, para escuchar las sutiles y no tan sutiles señales del cuerpo, y ganar flexibilidad y fortaleza en el cuerpo y los pensamientos. El yoga aumenta nuestra capacidad de respirar y así tomar más oxígeno para sostenimiento; el ayurveda nos permite crear hábitos edificantes que mantienen más fácilmente en equilibrio los estados del ser. Como me dijo una vez un instructor de yoga, no se preocupe en tratar de aprender cómo respirar. Sólo libere lo que ya no necesita (aire viciado) todo lo que pueda, y los pulmones sabrán qué hacer. Si abre un espacio para exploración y expansión, identificando hábitos improductivos y aprendiendo nuevas habilidades para la autonutrición, los aspectos constructivos de sus doshas le dirán lo que debe hacer. Aprender cómo nuestro sentido del gusto afecta el consumo de comida y el estado del ser, es el siguiente paso en el entendimiento del equilibrio.

3

ॐ

Los seis sabores y su influencia

En la nutrición ayurvédica, hay seis sabores que corresponden a diferentes elementos y sentidos (ver tabla 2).

Los sabores no sólo afectan el apetito y la satisfacción de comer, su uso (o uso excesivo) también influye en emociones y estados mentales. De acuerdo a *Prakriti*, de Robert Svoboda:

> Todos los sabores pueden ser usados como embriagadores. Por ejemplo, el dulce es una droga popular en nuestra sociedad. Las personas lo usan para sentirse satisfechas. Algunas sociedades se embriagan con la envidia del agrio o la irritabilidad del acre, hay individuos que incluso pueden utilizar el amargo y el astringente para autogratificación. Todos usamos la comida para alterar nuestra conciencia, y todas las alteraciones afectan el cuerpo por vía de los tres doshas [los tres tipos de mente–cuerpo] . . .[2]

Cuando examinamos la influencia de los sabores, vemos que el "dulce" es a menudo empleado en nuestra sociedad para reducir el estrés y apaciguar heridas (¿recuerda las galletas que recibíamos después que nos raspábamos las rodillas cuando éramos niños, o los dulces que nos daban hasta que dejábamos de llorar?). En nuestra crecientemente estresante vida adulta, probablemente no obtenemos suficiente "dulzura" para aliviar las tensiones de satisfacer las expectativas propias y ajenas. En lugar, estamos en una rutina

	Compuesto de	Influencias
Amargo	Éter y aire	Vata, oído
Astringente	Aire y tierra	Vata y kapha, tacto y olfato
Acre	Aire y fuego	Vata y pitta, tacto y vista
Agrio	Fuego y tierra	Pitta y kapha, vista y olfato
Salado	Fuego y agua	Pitta y kapha, vista y gusto
Dulce	Agua y tierra	Pitta y kapha, gusto y olfato

Tabla 2: **Los seis sabores**

de alta velocidad todo el día, y luego colapsamos en la noche, con la comida como un gran y predominante aplacador. Así vemos cómo el consumo de grandes cantidades de grasa, azúcar refinada y sal nos entumece, sofoca, y sobreestimula nuestros sentidos. Un problema con este ciclo, ya que se relaciona con nuestra capacidad de saborear la comida y disfrutar la vida, es que nuestras papilas gustativas y capacidades sensoriales son sobrecargadas. Nos volvemos insensibles a las sutilezas de los sabores en la comida y a la fatiga de hacer demasiado cada día o realizar cosas que habitualmente no nos alimentan en nuestros niveles más profundos, y de este modo usamos los alimentos y distracciones para cubrir desequilibrios. Lo que "probamos" —en la comida y el estilo de vida— afecta nuestra psicología. Las emociones y patrones mentales también son afectados, influenciando aun más la forma y el bienestar del cuerpo físico.

Una persona puede no depender de la comida para entumecer o estimular los sentidos, pero puede hacerlo emocional o mentalmente, prefiriendo de forma subconsciente evitar situaciones que parecen muy incómodas. Muy a menudo, las personas con sobrepeso (indicando un desequilibrio kapha a través del exceso de tejido), también están desbalanceadas en formas más fundamentales. Por ejemplo, alguien muy intenso con "impulso" a tener éxito, está manifestando mucho pitta, una propiedad que puede aumentar el apetito de comida y triunfo a niveles intensos. A veces los síntomas de exceso de pitta se manifiestan como frecuentes expresiones de irritabilidad o ira y crítica dirigida a sí mismo o a los demás. A menudo las personas con exceso de "fuerza pitta" no se satisfacen fácilmente, haciendo mucho durante el día y agotándose física, emocional y mentalmente. Cuando llega el fin del día, las preferencias de comida cambian abrumadoramente a azúcar, grasa y sal, pues satisfacen de inmediato el gusto —desafortunadamente con indeseados efectos secundarios—. El apetito desenfrenado del cuerpo es un síntoma de un estilo de vida descontrolado que no está "siendo alimentado" con todo lo que necesita, incluyendo más claros pensamientos y pausas necesarias en el vaivén del éxito —lo cual significa que a menudo un desequilibrio kapha físico es sintomático de un desequilibrio pitta—.

Detrás del deseo de éxito puede haber otro desequilibrio en la cualidad vata, marcado por una arraigada falta de autoestima o algún mensaje del pasado, que inconscientemente dice que sin importar lo realizado, no es suficientemente bueno. A menudo estos mensajes provienen de traumas tales como crecer en un hogar disfuncional o ser cruelmente regañado o tomado del pelo en la niñez por ser demasiado gordo, lento, tímido, feo, etc. El "hambre" más profunda de todas es el llanto reprimido que necesita ser aliviada. Este desequilibrio en la más sensible cualidad vata crea una respuesta de miedo a la vida, y a menudo ese temor es cubierto por una estimulación de la cualidad pitta que nos permite sobrevivir, solucionar problemas y manifestar los pensamientos en acciones significativas. La influencia de pitta es buena porque nos estimula a alcanzar objetivos. Sin embargo, si está descontrolado, el exceso de pitta puede conducirnos a un mundo de trabajo exagerado más allá de los logros significativos, y el éxito es una forma de ignorar sentimientos profundos de ansiedad o inseguridad. En otras palabras, pitta ayuda a equilibrar las tendencias temerosas de vata; si esos miedos están profundamente arraigados y no son eventualmente tratados, puede ocurrir un desequilibrio de demasiado pitta, y el deseo de éxito es frenado en sobremarcha (una condición que a menudo guía a otro desequilibrio —un aumento de kapha para "enfriar" el exceso de pitta sobrecalentado—).

Otro desequilibrio vata que conduce a un indeseable aumento de peso es causado por una falta de cualidad pitta para enfocarse y organizar, lo cual deja un exceso de vata desconcentrado que se manifiesta en hábitos alimenticios variables, nerviosos o compulsivos. En el manejo del peso, estar ocupado no es lo mismo que hacer ejercicio regularmente, el cual eleva moderada y consistentemente el ritmo cardiaco para ayudar al cuerpo a metabolizar grasa. El miedo a ganar peso aumenta el deseo de estar siempre ocupado (y por consiguiente estar quemando calorías); con el tiempo esto aumenta la cualidad vata hasta un desequilibrio y sustituye un enfoque para el manejo del peso más organizado y pensado, y menos emocional o temeroso.

De este modo, un individuo tipo pitta demasiado intenso, o un nervioso tipo vata, puede aprender a aliviar con comida altos niveles de sobreestimulación o estrés, lo que a menudo termina en la manifestación de tejidos en exceso (un desequilibrio kapha); mientras que detrás de su exagerada actividad, estas personas pueden estar alimentando el desequilibrio vata no aliviado que está transmitiendo una silenciosa pero penetrante señal de hambre emocional. Sin importar qué tanta "fuerza pitta" sea requerida para darle disciplina a una dieta o programa de ejercicios, la señal subyacente hará lo que más puede para minar la determinación. El desequilibrio vata no está presente para mantener frustrada eternamente a la persona, sino para permitirle enfrentar lo que tiempo atrás no funcionó bien.

Una vez que se identifica el dolor emocional, es más fácil ver los hábitos adoptados con el tiempo que progresivamente han guiado a más desequilibrios: una inseguridad, cubierta/aliviada/fortificada por logros, que a menudo se manifiestan como una compulsión para la sobreestimulación y la realización excesiva de objetivos, lo que a su vez suele conducir a un mayor apetito, aumento indeseable de peso y tal vez otros problemas de salud. La comida es uno de los más importantes aspectos de nuestra vida. Planeamos nuestros días alrededor de la preparación y/o consumo de ella, tenemos recuerdos especiales y respuestas emocionales que se relacionan con ella (el olor de una cena festiva es una imagen común asociada con buenos tiempos y bienestar), y muy a menudo creamos relaciones adversarias con los alimentos debido a la incapacidad de entender y manejar apetitos exagerados y un sentido de bienestar subalimentado.

A veces usamos distracciones tales como horarios apretados para ignorar la necesidad de comida recién preparada. Si nuestra relación con la comida puede gradualmente cambiar a unas respuestas más saludables, naturales y edificantes frente a la sensación de hambre, entonces también cambiará nuestro estilo de vida. Empezamos a alimentarnos de las acciones más "dulces" y sanas de la vida: la risa, las horas de juego, menos exigencia de perfección y más logros conscientes, y los alimentos que nos devuelvan un paladar más sensible, trayendo consigo las alegrías y la satisfacción de comida bien preparada y balanceada. El entumecimiento es un estado de sobrecarga, cuando demasiadas emociones y exigencias han sido puestas sobre nosotros. Gradualmente, con persistencia y deseo de equilibrio (después de sentir el incómodo impacto de los desequilibrios), podemos lograr un ritmo más relajado de actividad significativa, donde la energía nerviosa es calmada con el descanso, y la necesidad de éxito es apaciguada por el deseo de disfrutar el proceso de obtener un objetivo y sus recompensas, en lugar de ser impulsado estrictamente por la intensa necesidad de "lograrlo".

Todos tenemos tendencias, dependiendo de la combinación de los tipos de mente–cuerpo que forman nuestra constitución. Quienes tienen mucha energía vata requieren juegos creativos y movimiento, además de hábitos regulares y el entendimiento del miedo que conduce al valor sin anular la sensibilidad. Los de tipo pitta pueden aprender a aprovechar su intelecto y enfocarse a crear un estilo de vida más suave, usando su intensidad como una invitación al cuidado personal constante y su inteligencia para desarrollar un entendimiento más profundo de la necesidad de tolerar a los demás.

	Balanceado por	Irritado por (exceso de)
Vata	*Dulce* (Pesado, húmedo, frío) *Agrio* (Cálido, húmedo, pesado) *Salado* (Pesado, húmedo, cálido)	Acre, amargo, astringente
Pitta	*Dulce* (Pesado, húmedo, frío) *Amargo* (Frío, ligero, seco) *Astringente* (Frío, ligero, seco)	Agrio, salado, acre
Kapha	*Acre* (Caliente, ligero, seco) *Amargo* (Frío, ligero, seco) *Astringente* (Frío, ligero, seco)	Dulce, agrio, salado

Tabla 3: **Efectos de los sabores sobre los doshas**

Los individuos con mucho kapha canalizan su entusiasmo por estimulación sensorial en una rutina de ejercicios balanceada, una dieta agradable pero más liviana, y la apreciación de las recompensas que con el tiempo se obtienen gracias al enfoque, las buenas elecciones y la paciencia.

El sabor puede entonces ser aprovechado para producir equilibrio en la composición del cuerpo y estilo de vida, además de los pensamientos y sentimientos internos. Un poco de amargo es bueno para que enfrentemos la realidad —demasiado agota nuestra confianza—. Igualmente, una experiencia astringente que nos ayuda a encarar la soledad nos sirve para curar y recuperar la confianza a través de la introspección y la autoedificación. Las actividades acres son suavizadas por una mayor conciencia de lo que la obsesión y la violencia hacen en nosotros y los demás —tal vez los objetivos pueden convertirse en peticiones—. Una vida más salada y con los pies sobre la tierra, basada en el entendimiento de la utilidad de la moderación, nos permite disfrutar completamente las cosas sin el exceso que causa el indeseable desequilibrio. Y estamos equilibrados por el recuerdo de amargas píldoras finalmente tragadas y recuerdos agrios finalmente reconocidos y liberados. La dulzura de nuevo es saboreada en formas más simples —literalmente empezamos a probar el dulce de nuestras acciones—. Cuando los sabores de la comida comienzan a regresar a paladares entumecidos, el apetito del cuerpo se satisface más fácilmente. Como veremos en la cuarta parte del libro, las hierbas, especias y alimentos que nutren nuestra combinación única de atributos de la mente–cuerpo, también alimentan nuestros sentidos, sin adicionar exceso de peso. Estamos invitados a aprender los fundamentos de cuidarnos mediante la práctica de cocinar alimentos nutritivos. Con unos pocos hábitos nuevos y tiempo, el equilibrio es otra vez una sensación conocida y un estado regular del ser.

La tabla 3 muestra un resumen de los efectos de los sabores en los tres tipos de mente cuerpo.

Los alimentos que comemos, ya sean verduras o frutas, granos o legumbres, especias o hierbas, carnes o lácteos, etc., están compuestos por uno o más de estos seis sabores. Ya que cada tipo de mente–cuerpo es mejorado o agravado por ciertos sabores, tiene sentido que la elección de comida nos afecte al influir directamente en el dosha individual. Por ejemplo, una persona que tiene mucho vata en su constitución, tiene tendencia a la piel seca y la sequedad del sistema digestivo (como se ilustra en la tabla 1 del capítulo 1); de este modo, comer muchos alimentos secos tiende a aumentar el vata hasta agravar los niveles y crear un desequilibrio que tal vez se refleja en picazón cutánea, estreñimiento, gases o hinchazón. Un individuo quien por naturaleza es muy intenso y propenso a la ira (pitta), es calmado con alimentos enfriadores tales como los productos lácteos, pero irritado por comida que tiene muchos ingredientes acres como las cebollas, pimientos y ajo. Kapha es por naturaleza frío y aceitoso, así que alguien que tenga marcadamente esta influencia en su constitución debe ingerir alimentos más livianos como ensaladas con una cantidad moderada de aderezo fresco, en lugar de comidas más pesadas hechas con exceso de aceite.

4

&

Examinando desequilibrios del estilo de vida

Según el ayurveda, nuestra constitución puede ser desbalanceada por influencias como el ambiente físico, las relaciones personales, las estaciones, los cambios en la vida y temperamentos. Judith Morrison, en *The Book of Ayurveda: a Holistic Approach to Health and Longevity,* trata las causas del desequilibrio y cómo estos desbalances afectan nuestro cuerpo físico; esto es resumido en la tabla 4.

Mantener el equilibrio requiere que seamos conscientes de nuestro mundo externo además de crear una visión interna de lo que el equilibrio significa para nosotros. Al entender lo que nos mantiene balanceados en todos los niveles del ser —en el cuerpo físico, pensamientos y acciones, el corazón y los sentimientos, y en nuestra espiritualidad o esencia— podemos ver las interacciones que han causado desequilibrio. Entenderemos cómo un aumento en un aspecto de nuestra constitución puede incrementar esa cualidad hasta un nivel agravado, que puede hacernos intolerantes a incluso pequeñas cantidades de algo con características similares a esa condición agravada. También podemos ver cómo un aspecto agravado de nuestra constitución puede desequilibrar otros aspectos.

Las enfermedades, el exceso de peso y letargo, el dolor emocional y el estrés son síntomas de desequilibrios más profundos y sutiles que tratan de expresarse. Una vez descubiertos, encuentran sus voces en nuestro pensamiento y cuerpo demandando ser oídos, entendidos, cuidados y luego liberados. De esta

Vata	Pitta	Kapha
Exposición al frío; otoño/comienzos del invierno	Exposición al calor; verano	Exposición al frío; finales de invierno, primavera
No hay rutina diaria	Perfeccionista	Falta de motivación
Alimentos secos, congelados; sobras; sabores demasiado amargos, acres o astringentes	Carne roja, sal, alimentos especiados o agrios; estilo de vida estresante (acre) que aumenta el apetito	Dulces, carne, grasas, productos lácteos y helado, excesiva sal, alimentos freídos
Comidas omitidas, ayuno	Indigestión, apresurado	Comer con o sin satisfacción
Viajar demasiado	Trabajo agresivo	Logro incompleto
Ejercicio excesivo o inapropiado	Ejercicio a mediodía; competencia	Falta de ejercicio o movimiento
Sentidos maltratados	Pensar demasiado	Poco uso de los sentidos
Alcohol, estimulantes	Alcohol, antibióticos	Tranquilizantes y sedativos
Demasiado sexo	Falta de risa, juego	Dormir demasiado, siestas
No aceitar piel seca	Excesivo calor/Sol	Tomar agua excesivamente
Muy poco sueño; trabajar tarde en las noches	Fatiga, no saber cuándo parar	Actitud pasiva, frialdad, aburrimiento, indiferencia
Suprimir impulsos naturales; cirugía abdominal; supresión de ansiedad, miedo, dolor	Ira, odio, miedo al fracaso, y la represión de estas emociones	Dudas, codicia y actitud posesiva; permanecer atado a estas emociones

Tabla 4: **Desequilibrios y sus causas**

Vata	Pitta	Kapha
Influencias:	*Influencias:*	*Influencias:*
Cerebro, corazón, colon, huesos, pulmones, vejiga, sistema nervioso	Piel, ojos, hígado, cerebro, sangre, bazo, intestino delgado, endocrina	Cerebro, articulaciones, boca, linfa, estómago, corazón y cavidades pulmonares
Condiciones asociadas:	*Condiciones asociadas:*	*Condiciones asociadas:*
Dolor de espalda, estreñimiento, depresión, ciática, várices, arrugas	Úlcera péptica, colitis, jaquecas, hipertensión, hígado débil, hemorroides	Bronquitis, enfisema, congestión de los senos óseos de la cara, dolor de cabeza, diabetes, dolor de garganta, algunas formas de asma

Tabla 4: **Desequilibrios y sus causas (continuación)**

manera, los mensajes de desequilibrio nos brindan la oportunidad de recuperar el balance, dándonos la motivación para adoptar más fácilmente los aspectos y hábitos cotidianos que realmente nos traen vida. Al mismo tiempo aprendemos a aceptar nuestras actuales condiciones de forma humilde, mientras liberamos lo que ya no sirve para nuestro crecimiento. Aprendemos a eliminar toxinas que nuestra moderna y sobreestimulante vida ha creado, y disminuimos la creación de nuevas toxinas desarrollando hábitos diarios de conciencia y cuidado personal.

Introducir el equilibrio se convierte en una práctica cotidiana que nos alimenta, sostiene y satisface en todos los niveles. Mantener el equilibrio se hace más deseable y placentero, no una tarea abrumadora. Al manifestarse más momentos de dulzura, menos ira e inactividad, el cuerpo consume menos grasas, azúcares y sales. Y la mente y el espíritu empiezan a entender y adoptar definiciones personales de paz que alimentan los sentidos (en lugar de entumecerlos), sin destruir las delicadas interacciones que tenemos con los demás y el ambiente que nos rodea. Cuando se reconoce el desequilibrio en la vida cotidiana, podemos aprender a introducir cambios pequeños, cuidadosos e individualmente agradables que nos alimentan en todos los niveles. Estos nuevos hábitos se convierten en la base para nuestro cuidado personal y la sensación de bienestar y equilibrio.

Descubrir desequilibrios puede ser un proceso aliviador y restaurativo cuando la intención es incorporar el equilibrio en todos los niveles. El solo tratamiento de los síntomas no satisface las necesidades más profundas; por ejemplo, la dieta para perder grasa sin tratar los patrones y creencias que nos llevan a estar insatisfechos con el cuerpo, puede originar una pérdida temporal de peso seguida por un aumento e incluso una mayor sensación de frustración e insatisfacción. Con trabajo detectivesco y paciencia, podemos aplicar los principios ayurvédicos al análisis de estas necesidades más profundas, mientras tratamos el más inmediato deseo de alivio y cambio tangible. Sin embargo, antes de crear objetivos específicos para el cambio, sería bueno examinar más ampliamente esos aspectos que están causando el desequilibrio.

¿Qué aspectos actuales afectan negativamente su bienestar físico, mental o emocional?

Aspecto de la vida: Efecto sobre el bienestar:

Ocupación:

Actividades:

Relaciones:

Entorno físico:

Entorno emocional:

Aspecto de la vida: Efecto sobre el bienestar:

Sistemas de creencias, actitudes:

Enfermedad/deterioro/trauma:

Consumo de alimentos:

37

Examinando
desequilibrios del
estilo de vida

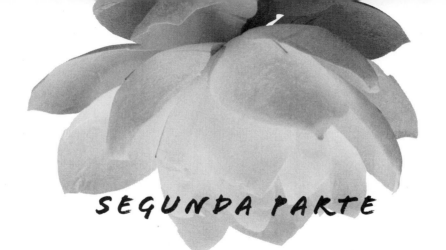

SEGUNDA PARTE

Identificando el hambre

*Este es un viaje que va profundamente
al temeroso y señalado lugar
de mi hambre y bienestar*

*por todo el trabajo que he hecho
para estar fuerte, pleno y saludable
este lugar debe ser encontrado
y transformado*

*allí se encuentra mi felicidad
mantiene la solidez en mí
y también mi paz . . .*

5

Apetitos exagerados

En el capítulo 3 tratamos la relación entre lo que comemos, cómo nos sentimos, y lo que pensamos y hacemos. Ya que la cultura occidental presenta elecciones sobreabundantes, a menudo tiende a estar definida por extremos y excesos en lugar de moderación y decisiones conscientes sobre la forma en que vivimos. Como cada tipo de mente–cuerpo es influenciado por diferentes sabores, hay una relación directa entre aquello por lo que sentimos hambre y las características mente–cuerpo que predominan en la constitución del cuerpo. A nivel físico, emocional y mental, podemos sentirnos satisfechos y en equilibrio, o insatisfechos y carentes de una sensación de bienestar o equilibrio. Desde una perspectiva de manejo del peso —y el estrés—, los occidentales son personas hambrientas literal y figurativamente, y los conceptos ayurvédicos pueden ayudar a explorar la relación entre lo que con hambre deseamos (en los alimentos que comemos, los pensamientos que ingerimos y las acciones que tomamos) y la tendencia a comer o trabajar en exceso y la sobreestimulación.

Hambre excesiva

El hambre excesiva es demostrada en la cultura occidental de varias formas, no sólo con el consumo de comida. Como seres humanos, nos alimentamos en muchos niveles de nuestra existencia. Cuando comemos no sólo ingerimos alimentos para mantener vivo el cuerpo, también usamos la comida como una fuente de nutrición y placer. Cuando comer se convierte en una acción compulsiva o fuera de control, o si el recuerdo de sentirse privado de dietas anteriores nos pone ansiosos por tener hambre, o cuando los alimentos que deseamos son aquellos que no nos hacen sentir bien, el apetito se desequilibra y causa hambre excesiva.

También alimentamos la mente y el espíritu con las cualidades de pensamientos y acciones que "ingerimos" todos los días. El apetito por el trabajo, el juego, el amor y el descanso también puede ser desbalanceado, causando exceso y, por consiguiente, desequilibrio. Una práctica ayurvédica pide examinar la relación entre los "sabores" que ingerimos (literalmente con comida, y metafóricamente con nuestros pensamientos y acciones) y el resultante estado mental; haciendo esto, alimentamos el cuerpo, el intelecto y las emociones.

A la inversa, lo que alimentamos en nuestro crecimiento emocional e intelectual también afecta el apetito por comida y la capacidad de manejar el peso y el estrés. Usando principios ayurvédicos, podemos examinar las características y comportamientos que son perjudiciales para un programa de manejo del peso —y el estrés—, con una visión más constructiva y de menos autocrítica. Cuando es revelada la causa del exceso de hambre, aparecen los cambios que conducen a un apetito más normal y relajado

Un ejemplo muy común de pitta agravado (y hambre profunda) en Occidente, es el consumo excesivo de azúcar refinada. La cultura occidental podría ser considerada de tipo pitta, porque los valores a menudo están basados en logros y actividades. Como vimos en el capítulo 3, las personas con mucho pitta en su constitución concentran su energía en la realización de objetivos, y naturalmente quieren "dulce" en sus comidas (y también necesitan "dulce" en sus pensamientos y acciones), para contrarrestar la cualidad acre de un día ocupado, tal vez extenuado. En Occidente, el dulce usualmente es interpretado como algo que comemos y no algo que pensamos o hacemos, y los malos hábitos alimenticios casi siempre representan una comida dulce con una gran cantidad de azúcar refinada. Tener apetito es una función normal, y los pittas por naturaleza tienen buen apetito.

Pero las personas con esta influencia requieren que su apetito sea balanceado por todos los sabores, incluyendo el más sutil dulce encontrado en productos lácteos, frutas y verduras, o su "gusto por lo dulce" puede descontrolarse. Como la mayoría de nosotros ha experimentado, se siente casi imposible ignorar el antojo por el azúcar cuando este producto es consumido regularmente —el azúcar refinada se encuentra en una forma poderosamente concentrada que borra las sutilezas del sabor del dulce—. Consumir caramelos y otros dulces con alto contenido de azúcar, puede inicialmente transmitir señales de alivio del hambre elevando rápidamente el azúcar en la sangre (esa es la sensación de satisfacción), lo cual es seguido por una caída de este nivel que envía señales para más azúcar y exceso de carbohidratos; esto es, un ciclo continuo de hambre en lugar de una armonía normal entre el hambre y la satisfacción.

La frecuencia de problemas relacionados con la *Candida* en Occidente es consecuencia del hambre insatisfecha y la influencia del exceso de pitta. Cuando cantidades excesivas de azúcar refinada, alimentos fermentados (tales como panes con levadura, vinagre, condimentos y alcohol), y alimentos rancios (como champiñones y quesos duros) son consumidos por largos períodos de tiempo, puede originarse una condición llamada candida. Esta condición, a veces producida o aumentada por un consumo excesivo de antibióticos, origina altas concentraciones de levadura en el sistema digestivo y destruye bacterias "buenas" que ayudan a digerir los alimentos. La levadura, o masa de bacterias "malas", produce el deseo de azúcar. En cierta forma, un crecimiento excesivo de levadura es como una alergia, ya que el cuerpo desea lo que no necesita (esto es, la necesidad de azúcar en exceso), como una manera de llamarnos la atención para que tratemos el desequilibrio.

En un estado de candida, la mente envía un mensaje al cuerpo por la necesidad de sustancias dulces, lo que en términos metafóricos significa que el cuerpo, la mente y las emociones probablemente requieren grandes dosis de alimento más dulce, frío y astringente para calmar una naturaleza caliente o disminuir una alta presión existente. Desafortunadamente, esa señal es oída primero por nuestra fisiología, que a menudo recibe la fuerte indicación del requerimiento de comida "dulce" que no puede ser controlada indefinidamente por la fuerza de voluntad (otra característica pitta). Si no atendemos a la señal más profunda, la señal física se hace más fuerte y las ansias aumentan. El sistema inmunológico empieza a debilitarse afectando la digestión. Las características mente–cuerpo menos predominantes (o subdoshas) también pueden ser afectadas, originando un mayor desequilibrio. Esto puede convertirse en un círculo vicioso difícil de detener, como puede afirmarlo cualquiera que haya sufrido esta deficiencia.

La tendencia pitta a exagerar a menudo causa desequilibrio digestivo y en el peso, pero comiendo ayurvédicamente y enfriando el estilo de vida, el deseo de azúcar y exceso de carbohidratos es gradualmente reemplazado por los sabores dulces más naturales encontrados en productos lácteos frescos, frutas y verduras, y el paladar también envía naturalmente a nuestro apetito señales para los carbohidratos encontrados en hortalizas y granos enteros, originando así una sensación de saciedad sin el deseo de ingerir calorías en exceso. En pacientes afectados por candida, la levadura gradualmente muere, reduciendo las ansias y reforzando patrones alimenticios saludables. Reducir la cantidad de alimentos con levadura ayuda a bajar el contenido de estos microorganismos en el sistema digestivo, que es probablemente muy alto en la mayoría de nosotros, pues hemos sido criados con alimentos procesados y azúcares. El exceso de levadura compromete el sistema inmunológico del cuerpo, destruye la capacidad de digerir los alimentos apropiadamente, y crea un estado de pereza y letargo —y el deseo de azúcar y exceso de carbohidratos como una forma de llevar el cuerpo y la mente a un estado energético—. Consumir azúcar refinada y exceso de carbohidratos finalmente no produce ni siquiera una sensación de alivio temporal, ya que el cuerpo reacciona a los tóxicos efectos colaterales con dolores de cabeza, sensaciones de letargo y dolor digestivo.

Muchos abogan por medidas extremas para liberarse del azúcar o la levadura, pero así como las dietas tradicionales que exigen al cuerpo y la mente renunciar a algo, finalmente el aspecto pitta de fuerza de voluntad no puede soportar la tensión de resistirse a viejos hábitos alimenticios difíciles de abandonar. Cualquier extremo funciona en exceso de fuerza pitta y probablemente causará un desequilibrio adicional en los subdoshas. Cambiar patrones alimenticios malsanos puede ser desalentador, especialmente cuando han sido parte de los hábitos cotidianos durante mucho tiempo. Como veremos en el capítulo 6, tendemos a oponernos a algo que indique que vamos a sentir privación, ansias incómodas o sensaciones de retiro. "La fuerza pitta", como el azúcar, es concentrada y poderosa —o sea un poco de ella (por ejemplo una cucharadita de azúcar) sigue un largo camino—. Entender el hambre debajo de las ansias y la más profunda necesidad de descanso y juego, ayuda a las personas influenciadas por exceso de pitta a que traten la fuente del malestar, y de este modo aliviar finalmente el hambre.

Como resultado de un agitado entorno moderno, con sobreabundantes elecciones para comer, hacer y creer, la otra cara de la cultura occidental tipo pitta es el exceso de kapha. Como cultura, Occidente (particularmente en los Estados Unidos) está atado al azúcar y la búsqueda excesiva de logros. Nos excedemos en el trabajo y el consumo. ¿Qué hacemos cuando estamos cansados, agotados y hartos? Nos "entumecemos" y creamos un estado de inactividad, o somos indiferentes a las señales de hambre y nutrición que normalmente recibiríamos en estado saludable. Estar entumecido o insensible es como encontrarse en un agujero negro: todas las emociones y sensaciones físicas se combinan a la vez para bombardear la mente y el cuerpo, lo cual conduce a una anulación de la capacidad de hacer elecciones sabias. Somos absorbidos por una sensación de inercia y apatía, y como nos lo dicen las leyes de la ciencia, un cuerpo que se inmoviliza tiende a permanecer así. En otras palabras, cuando hemos llegado a un estado de excesivo kapha, se requiere aun más energía para liberarnos. Como en un agujero negro —una vez adentro, se siente imposible salir—.

La ironía es que en un estado saludable, una persona influenciada por kapha tiene gran potencial no sólo para mantener un apetito moderado, sino también un enfoque estable de la vida, menos propenso a ser alterado por los altibajos que una personalidad sensible vata o un fuerte temperamento pitta. La cualidad de kapha ofrece un aspecto edificante que puede ser aprovechado para desarrollar buenos hábitos de cuidado personal. Los individuos con esta influencia también prefieren los diversos sabores de la comida, y la cocina ayurvédica se interesa por las sutilezas y variedades de sabores encontrados en hierbas, especias, productos agrícolas frescos y granos enteros. Por naturaleza, los tipos kapha balanceados tienden a desear alimentos más livianos tales como ensaladas y platos vegetarianos; también son más propensos a consumir moderadamente comidas proporcionadas porque su mayor capacidad de distinguir los diferentes sabores les da más satisfacción (esto es, más satisfacción por bocado y, por consiguiente, la capacidad de tener menos bocados y aún sentirse satisfechos).

Pero al igual que con pitta, si kapha es llevado a exceso, el indicador natural que dice "estoy satisfecho" se ve disminuido, y el mensaje enviado se convierte en "no parece ser suficiente". A los kaphas saludables les gusta la comida, aventura, diversión y descanso; los desequilibrados pasan de una moderación natural a la mentalidad de que "demasiado de algo es bueno". El resultado: comer en exceso más allá del punto de sentirse lleno, diversión excesiva, y más siestas y mañanas de sueño y descanso que ejercicios. La obesidad es un desequilibrio kapha, pues se trata del consumo excesivo de bienes y recursos mundanos.

Combinaciones mente–cuerpo

A veces damos por sentado nuestra capacidad de mantener el equilibrio, pero ese aspecto de la naturaleza humana también necesita cuidado. Requiere paciencia y consistencia, dos características kapha admirables. Se beneficia de la capacidad pitta de aprovechar el intelecto para llegar a la raíz del problema, y la creatividad y flexibilidad vata para invitar al cambio. Y ya que todos tenemos estas características mente–cuerpo (o doshas) en diferentes grados, es importante ser pacientes para descubrir esas cualidades que nos influencian más, y aprovechar los aspectos constructivos de esos doshas para crear y mantener hábitos agradables y sanos. En su libro *Perfect Health*, el doctor Deepak. Chopra presenta excelentes combinaciones de subdoshas (vata/pitta, vata/kapha, pitta/vata, pitta/kapha, kapha/vata y kapha/pitta) y sus relaciones con el ejercicio.[4]

Para propósitos de manejo del peso y el estrés, miremos brevemente las diferentes combinaciones en términos de sus tendencias constructivas que influyen en el apetito y el estrés. Si una persona es vata/pitta, es probable que le guste gastar energía y tenga suficiente pitta a fin de mantener un enfoque organizado para la dieta y el ejercicio, además de la capacidad para solucionar problemas (lo cual ayuda a reducir el estrés, como se discutirá en el capítulo 13). Si un individuo es pitta/vata, tenderá a ser más muscular y regimentado, y su movimiento más determinado, pero puede distraerse de la dieta y el ejercicio por el trabajo o demasiados objetivos. Entonces la clave para los pitta/vata es mantener la autoalimentación como una prioridad. El tipo vata/kapha tenderá a ser delgado en un estado balanceado, pero puede ser propenso a preocuparse y ganar peso si no son establecidos hábitos saludables. Si una persona es pitta/kapha, la necesidad de realizar objetivos (tales como ejercicios y dieta) puede ser equilibrada por el deseo natural de descanso de kapha (y por consiguiente evitar una intensidad excesiva). Los de tipo kapha/vata se identifican con el movimiento y capacidad para mantener una rutina a fin de evitar volverse pesados e inconsecuentes en su ejercicio, así como los kapha/pitta pueden emplear su tendencia pitta para realizar objetivos y usar sus moderados atributos kapha para no exagerar el ejercicio o no iniciar un régimen.

Cuando identificamos las tendencias constructivas en nuestro tipo de mente–cuerpo, podemos enfocar las energías en el desarrollo de estas cualidades para ayudarnos en los objetivos de manejo del peso y estrés. Sin embargo, antes de configurar objetivos específicos, exploremos más el aspecto del apetito. El capítulo 6 examina la privación causada por demasiada dieta orientada por la fuerza de voluntad, además de la que nos causamos cuando no entendemos lo que nuestro tipo de mente–cuerpo necesita para sentirse satisfecho en todos los niveles. El capítulo 7 explora el hambre más profunda a menudo más dominante detrás de los desequilibrios alimenticios; esto es, el hambre emocional que sentimos al ignorar la necesidad de alimentar nuestro espíritu.

El propósito de los tratamientos ayurvédicos es crear muchas elecciones sabias —un gran contraste con el enfoque más occidental de "dietas de privación" y la dependencia de la fuerza de voluntad y el miedo como motivadores—. Cuando identificamos todas las hambres, y aprendemos formas de satisfacernos a niveles más profundos, el motivador para el crecimiento personal va más allá de la intensidad vigorosa y el rechazo del dolor para un natural pero consciente entendimiento del deseo de una buena salud. En pocas palabras, cuando equilibramos los apetitos, desatamos la capacidad natural para oír las necesidades y las atendemos, en una danza constante (en lugar de una lucha) de doshas para identificar un hambre y alimentarla significativamente. Nos volvemos seres abundantes, bien alimentados en todos los niveles, y lentamente pero con seguridad nos alejamos de nuestras pasadas sensaciones de hambre insaciable.

6

Dieta y privación

La relación personal que desarrollamos con la comida crece con el tiempo y refleja experiencias positivas y negativas. En un estado saludable, tenemos apetitos que nos hacen saber cuándo el cuerpo requiere comida, y probablemente buenos recuerdos y sentimientos asociados con el consumo de alimentos. También tenemos un sentido del gusto muy sofisticado, que nos ayuda a distinguir los sabores que son deseables para nuestra particular configuración mente–cuerpo, además de darnos placer mientras comemos. Con la cantidad y variedad de comida disponible en la sociedad occidental, esta cultura podría ser considerada como una sociedad de abundancia, tal vez de exceso. Hace sólo unas pocas generaciones, la comida era algo por lo que una persona debía trabajar duro, y era común la escasez y falta de variedad. Ahora, con tantas posibilidades, la incapacidad de hacer elecciones alimenticias saludables a menudo se manifiesta como obesidad, inactividad y problemas digestivos. Sin embargo, es irónico que una cultura tan rica en alimentos pueda estar obsesionada con mantener una figura esbelta, las dietas y las sensaciones de privación que causan.

La fisiología humana está diseñada para almacenar grasa a fin de asegurar la preservación de la vida; recuerde, los seres humanos han enfrentado la posibilidad del hambre la mayor parte de la evolución, y muchos lugares del planeta aún padecen por la falta de comida. La medicina moderna nos dice que el cuerpo de una mujer almacena grasa naturalmente, en especial durante el embarazo, y muy poca grasa corporal puede afectar procesos normales como la alimentación, la menstruación y el apropiado funcionamiento nervioso. Pero el estilo de vida sedentario, los malos hábitos alimenticios, y las definiciones sociales de belleza, crean presiones que hacen que hombres y mujeres almacenen más grasa de la que es saludable. Y de este modo nos obsesionamos con la grasa, y probablemente contribuimos en su aumento a causa de la preocupación. Como lo puede decir cualquiera que haya hecho una dieta, en el momento que una persona decide restringir calorías, es cuando empieza a sentirse necesitada, e incluso ansiosa por obtener comida. En muchos, particularmente quienes son influenciados por vata, la sensación de nerviosismo origina el apetito, y probablemente la tendencia a comer excesivamente como una reacción física y mental a las sensaciones de privación causadas por la dieta.

Con el tiempo, una restricción constante de calorías también hace estragos en el cuerpo, reduciendo el metabolismo y disminuyendo la cantidad de calorías necesarias para sostener un funcionamiento básico. Un cuerpo sano refleja un apetito saludable —de actividad física además de comida—, y el metabolismo de una persona es afectado por la cantidad de energía gastada además de la cantidad de alimentos consumidos. Estamos destinados a almacenar grasa como reserva de energía, y masa que incluye músculo, huesos y órganos; pero si la proporción es alterada, el cuerpo suele almacenar demasiada grasa (en otras palabras, manifiesta un desequilibrio kapha). La relación entre grasa y tejido implica que en un estado saludable, el alimento ingerido se dirige primero al mantenimiento de masa y el gasto energético, y no a un almacenaje de grasa.

El metabolismo de una persona es uno de los principales factores en el manejo del peso; es un mecanismo, no un termostato, que se ajusta al combinado total de actividad y consumo de alimentos. En un estado saludable, el metabolismo del cuerpo debería ser como un horno caliente, listo para quemar calorías y producir el combustible necesario para el gasto energético. Si una persona limita la actividad física (especialmente ejercicios que sostienen la masa muscular), o las calorías necesarias durante un largo período de tiempo, el metabolismo se ajusta disminuyendo la cantidad de calor necesario para quemar combustible y producir energía. En otras palabras, a mayor tejido musculoso en el cuerpo (que es mantenido por medio del ejercicio y las suficientes calorías), más alto será el metabolismo.[5] A la inversa, la carencia de comida y movimiento genera un metabolismo más bajo; y entre menos movimiento, más grasa almacenará el cuerpo.[6]

Un objetivo sano es mantener funcionando bien el metabolismo, de tal forma que podamos ingerir una razonable cantidad de comida para satisfacer el apetito, y tener suficiente energía para estar activos y vibrantes. Vernos más delgados y sentirnos livianos son resultados de este enfoque del metabolismo. Desafortunadamente, la mayoría de personas enfocan su salud y apariencia física primero desde afuera, concentrándose en cómo lucen, en lugar de colocar los cimientos para asegurar una saludable razón masa–grasa (y un metabolismo adecuado), lo cual tiene en cuenta el apropiado funcionamiento de músculos, órganos y el pensamiento. Restringir calorías sin mantener una apropiada actividad física conduce a la pérdida de grasa, pero probablemente también a la pérdida de masa muscular. Con el tiempo, el apetito (y la sensación de privación causada por la restricción calórica) posiblemente anulará la fuerza de voluntad, y nuevamente originará un aumento de peso usualmente en forma de grasa. Esta dieta "yo–yo", donde el peso corporal baja y sube, es a menudo repetida por practicantes crónicos, y el resultado es un metabolismo que se ha bajado naturalmente (para preservar la vida) y de este modo la razón masa–grasa cambia en favor del almacenamiento de grasa, en lugar de la masa corporal muscular. Esto crea una gran presión en los órganos y sistemas del cuerpo. La fisiología está diseñada para proteger la vida, y la prolongada privación calórica aumenta el apetito como una forma de incrementar grasa y proteger del hambre. Nuestra fisiología no se enfoca en cómo lucimos, simplemente quiere que el cuerpo viva; y parte de este proceso saludable es un metabolismo apropiado que se desarrolla con ejercicio y comida nutritiva.

Vencer un apetito aumentado o agravado a causa de una dieta larga es más fácil cuando nos damos cuenta que necesitamos alimentarnos con lo que nuestra mente y cuerpo realmente desean, esto es, comida, actividad y descanso apropiados para la particular constitución mente–cuerpo que tenemos. Con el tiempo, la dieta constante produce pereza mental y corporal. La mente necesita una adecuada ingestión de carbohidratos para funcionar bien, y el metabolismo del cuerpo se desacelera para pasar a un estado de almacenamiento de grasa, disminuyendo de este modo el deseo de gastar energía de una persona. Las emociones también son afectadas, ya que el placer que una vez nos dio la comida ahora es desplazado por la preocupación de limitar su consumo y evitar alimentos específicos. Finalmente, el cuerpo, la mente y el espíritu se rebelarán si la comida es vista como una fuente de inquietud en lugar de una forma natural de mejorar la sensación de estar nutridos y bien alimentados, lo cual origina un desequilibrio.

La nutrición ayurvédica está diseñada para mejorar la sensación de bienestar y satisfacción que una persona obtiene de la comida. Ya que cada tipo de mente–cuerpo responde al apetito de diferente manera, conocer las tendencias en términos ayurvédicos más objetivos, nos da formas de mayor cuidado para cambiar el cuerpo y comportamiento sin inconscientemente causar más desequilibrio y sensaciones de privación. La nutrición ayurvédica está diseñada para balancear el apetito y reducir el exceso de hambre, creando así una sensación de abundancia saludable. Ya que la nutrición ayurvédica alimenta el cuerpo a nivel del gusto (que, como vimos en el capítulo 3, afecta el estado del ser), realmente es satisfactoria. Y debido a que un cuerpo saludable naturalmente quiere usar el metabolismo para conservar la masa adecuada, los mecanismos naturales del apetito y la energía no son alterados o suprimidos.

La nutrición ayurvédica no depende de la fuerza de voluntad; en lugar de eso, hace que la tendencia natural de una persona en estado saludable busque el equilibrio, lo cual significa que está diseñada para satisfacer su apetito en todos los niveles, sin tener sólo el consumo de calorías como el principal medio de bienestar. Esta nutrición introduce una variedad de sabores y texturas, que crean la sensación de abundancia; y estar atentos a otras formas de alimentarnos aumenta esta sensación (y por consiguiente disminuye la sensación de privación que conduce al apetito). El equilibrio nos ayuda a aumentar elecciones que incluyen alimentos y actividades que realmente nutren y satisfacen, y se dirige a hambres más profundas que pueden estar llevando el apetito a niveles agravados.

7

Hambre emocional

Identificando y entendiendo las relaciones emocionales con la comida y búsqueda excesiva de logros, podemos empezar a alimentarnos en otros niveles que incluyen una variedad de prácticas que alivian directamente el desequilibrio que a menudo origina el hambre de alimentos o el trabajo en exceso. El comer nervioso, que es una tendencia perturbadora de un vata desbalanceado, puede con el tiempo producir condiciones crónicas tales como obesidad y diabetes. El trabajo excesivo, una tendencia pitta, desaloja la necesidad de suficiente descanso y diversión. Y comer con aburrimiento o poca estimulación (kapha en exceso) también invita al paladar a recibir sal, azúcar y grasa, pues estas cualidades particulares brindan inmediatamente una sensación física temporal de estimulación o alivio (pero no alimenta los niveles de hambre más profundos).

Comer para llenar la soledad y el vacío emocional es un tema cubierto extensamente en *Love Hunger: Recovering from Food Addiction*, del doctor Frank Minirth, así como por otros autores.[7] Los sentimientos de vacío emocional conducen al dolor emocional, que a menudo es anestesiado con comida (azúcar, grasas, sal), trabajo excesivo o tal vez alcohol. El consumo exagerado de alimentos sólo alivia temporalmente el dolor, y los indeseables cambios físicos conducen a culpabilidad, vergüenza, odio por sí mismo y un sentimiento de vacío emocional. Crear una diversión a partir de problemas más profundos mediante un crónico trabajo excesivo también conducirá a la fatiga mental, emocional y física. El interminable ciclo de consumo de alimento emocional es un ejemplo de "vata subalimentado", de una falta de calor (humano) y autoaceptación, de temor y un abrumador aislamiento emocional. El trabajo excesivo crónico sin disfrutar los logros de nuestras labores, hace la vida tediosa y carente de emoción, otra tendencia vata al desequilibrio. Lo contrario a comer excesivamente es el hambre autoimpuesta o anorexia, donde el exceso de kapha conduce a un apetito indiferente y no regular; y lo opuesto al trabajo excesivo es la apatía y la falta de diligencia, también señales de desequilibrio kapha. A menudo, cuando las personas que han estado subalimentándose finalmente empiezan a comer, el hambre retenida regresa vengativa, causando un consumo excesivo de alimentos y tal vez el ciclo de "hambre de amor" descrito atrás. Y quienes han dependido del trabajo en exceso para distraerse de sus necesidades más profundas finalmente sienten que éstas surgen; la abrumadora salida de emociones, el agotamiento físico y la confusión mental pueden hacer estragos con el trabajo, las relaciones y el sentido de equilibrio y bienestar.

Cambiar ayurvédicamente los hábitos alejándose de alimentos y trabajos adictivos, no es una remoción, destrucción o privación, sino el reconocimiento de un desequilibrio y un esfuerzo consciente de satisfacer el "hambre" de forma edificante y restaurativa. A menudo las causas del desequilibrio son la falta de relajación y sentido de comodidad de pitta, la necesidad de sensación de seguridad y calor de vata, o el deseo de estimulación mental y corporal más satisfactoria de kapha.

En el tratamiento ayurvédico, aliviar un aspecto desequilibrado, no es eliminar una comodidad sino una invitación a restaurar, rejuvenecer y balancear. Todos tenemos cualidades vata, pitta y kapha en diferentes grados. El objetivo es ser nosotros mismos de la mejor forma posible, ya sea con el inteligente pero compasivo pitta, un moderado y motivado kapha, o un creativo y no temeroso vata. Manejando ayurvédicamente el peso y estrés, determina cuáles de estas cualidades de la mente–cuerpo predominan, y luego establece las más constructivas que caracterizan cada configuración mente–cuerpo. A menudo no es suficiente cambiar la apariencia del cuerpo por medio de una típica dieta, o introducir clases de yoga en un estilo de vida saturado de trabajo —la mente y el cuerpo nos dicen esto con la demostración de desequilibrio en los aspectos vata, pitta y kapha que conforman nuestra constitución—. Es como tratar un síntoma sin mirar en detalle la causa del malestar. Estos síntomas de desequilibrio continuarán llamándonos la atención, y si los ignoramos por mucho tiempo, sus mensajes pueden parecer rocas que se estrellan en nuestra vida y exigen que detengamos todo lo demás hasta que alteremos el rumbo a una vida más balanceada. El enfoque ayurvédico aboga por el equilibrio en todos los niveles. De esta forma, podemos ser nosotros mismos de manera saludable y relajada, sin luchar por ser delgados, o mantener una actitud serena y motivada.

Calmar el hambre

El manejo del peso —y el estrés— ayurvédico no trata de disminuir la ingestión de comida o el comportamiento indeseados, pero si pretende crear una abundancia de elecciones saludables y deseables que aumentan el anhelo por la salud en lugar de enmascarar un hambre o desequilibrio. En conjunción, una práctica yoga (incluyendo el ejercicio físico y la meditación) nos permite desarrollar un enfoque más claro y edificante, mientras disminuye el nerviosismo, la inflexibilidad y la fatiga. Este enfoque balanceado de la vida tiene en cuenta el crecimiento y el cambio, la expresión sana de emociones, apetitos y deseos, y los altibajos de vivir en un cuerpo y un mundo cambiantes.

Si usted ha experimentado "dietas intensivas" o incluso un desorden alimenticio, lo más probable es que aún tenga una relación adversa con la comida causada por el trauma de patrones alimenticios malsanos. Las dietas de moda atraen nuestra falta de paciencia y la subyacente incredulidad de que podemos comer de forma consistente, agradable y sana. Usualmente, un desorden alimenticio es un intento externo por arreglar lo inarreglable, para ser perfecto (y por consiguiente deseado y amado) en un mundo que nos dice que, por alguna razón, no estamos lo suficientemente bien. Incluso si usted no ha experimentado un desorden alimenticio, la necesidad de perfección aún puede estar impulsándolo a trabajar excesivamente, mientras se siente subalimentado emocionalmente. Este esfuerzo por la perfección, la abrumadora necesidad de tener éxito y agradar o complacer a los demás, la falta de confianza que proviene de antiguos mensajes de vergüenza o incapacidad para superar el fracaso, puede conducir a un vacío emocional que es muy fácilmente alimentado por hábitos de trabajo desbalanceados o malas elecciones en la comida, especialmente en una cultura de comidas rápidas, estimulantes, azúcar y poco tiempo para el descanso, la diversión y el cuidado personal. La cualidad de vata es por naturaleza frágil: por un lado muy creativa y caprichosa, y por el otro temerosa y avergonzada. Si usted llega a verse no digno de las cosas buenas a causa de su peso u otro aspecto de su ser, entonces ha sido sembrada una semilla de "hambre". Los seres humanos necesitan ser queridos y alimentados —ese es el vata en todos nosotros—.

Frecuentemente, los hábitos de trabajo compulsivos indican otras partes del ser que no están siendo alimentadas. Y si encuentra que la comida se ha convertido en una abrumadora forma de alimentar esa hambre emocional, entonces ella usualmente llega a ser su enemiga. A nivel del gusto, la comida sin poder nutritivo satisface el deseo de dulce y salado y la suculencia de la grasa. Si la constitución humana no está en equilibrio, el deseo de estos bocadillos, dulces y alimentos grasosos y salados puede convertirse en algo difícil de resistir porque crean respuestas físicas muy convincentes. Influenciados por la particular combinación de vata, pitta y kapha en cada uno de nosotros, podemos llegar a estar "subalimentados" mental, emocional o espiritualmente de forma crónica, y la necesidad de restaurar el equilibrio de estas cualidades puede manifestarse a través de la expresión de un mayor apetito por comidas rápidas o patrones alimenticios y laborales adictivos. En otras palabras, un desequilibrio en aspectos más profundos de nuestro ser se manifiesta en el mecanismo más fácilmente disponible: el apetito —en forma de hambre por malsanas cantidades de azúcar, sal y grasas, o tal vez como un "apetito" exagerado de éxito, a través de una compulsiva búsqueda de logros que no da lugar al descanso o la diversión—.

El hambre excesiva, si no es tratada en su más profunda fuente emocional, puede crear un mayor desequilibrio físico a niveles digestivos, úlceras, insomnio, irritabilidad y aumento excesivo de peso —que a menudo refuerzan la vergüenza o culpabilidad con respecto a la apariencia física, logros, hábitos alimenticios o fuerza de voluntad—. Es un círculo vicioso, y un lugar que nuestra conciencia nos permite ver, estudiar y finalmente dejar atrás.

Comer compulsivamente, trabajar en exceso, el exagerado cuidado de otros, o el tormento interno mientras el peso corporal sube y baja —debilitando el sistema inmunológico y anulando nuestra autoestima y energía emocional—, puede conducir a un exceso de kapha que entumece y rodea de inactividad. El lado positivo del kapha puede ayudar a desacelerar y escuchar los mensajes de advertencia, y luego aliviar el perturbado y temeroso vata que ha estado quejándose en busca de atención. Patrones inconscientes y compulsivos (o pitta en crisis) pueden entonces ser reemplazados gradualmente por prácticas edificantes conscientes; en otras palabras, el fuego ardiente de la búsqueda excesiva de logros es enfriado por el deseo de un estilo de vida más equilibrado, teniendo en cuenta otros aspectos de satisfacción fuera del trabajo. Estos nuevos patrones, que lentamente incorporamos en un sano sistema de creencias, permiten interactuar con los demás sin privarnos de las capacidades para alimentar una sensación de bienestar. Este estado placentero luego se convierte en algo constante y no ilusivo de nuestra vida.

Recuerde, el objetivo del equilibrio no es ser perfecto, o tener un perfecto control de nuestro mundo, porque eso es una ilusión. Sin embargo, es posible crear una base sólida para una vida más saludable, haciendo elecciones individuales y pequeños y acumulativos cambios con nuestro bienestar en mente. En otras palabras, podemos afectar positivamente el estado mental día a día, y finalmente permanecer con un bienestar que no es destruido por los altibajos de la vida.

La práctica yoga puede lograr diversas sensaciones físicas y reacciones emocionales con un enfoque más objetivo, observando cómo sus reacciones contribuyen a un edificante y positivo estado mental. El aspecto de meditación del yoga permite la práctica de las posturas hasta un nivel más metafórico, introduciendo una mayor capacidad para sostener un edificante estado del ser. El yoga enseña a movernos desde diferentes estados del ser —desde sentirse saciado hasta sentirse vacío, por ejemplo— más tranquilamente y con menos ansiedad. De esta forma, el yoga se combina con su ciencia hermana, el ayurveda, para ayudarnos a usar constructivamente el sano deseo de equilibrio, en lugar de inconscientemente depender de la fuerza de voluntad, el control y los miedos subyacentes. Una vez identificados los desequilibrios, es posible alimentarnos correctamente para ir en busca del balance total. De esta manera, el equilibrio se convierte en un mecanismo de autosostenimiento, un deseo natural de bienestar, en oposición al sufrimiento y el fracaso.

8

¿Qué lo está perjudicando?

Como hemos visto en la segunda parte, calmar el exceso de hambre no se refiere sólo a la comida; es reconocer y elegir lo que nos mantiene como seres humanos saludables y felices. Las relaciones íntimas y edificantes, el trabajo significativo y valioso, y las oportunidades para el cuidado y crecimiento personal, son áreas en las cuales nos "alimentamos" de la experiencia de la vida. El exceso de hambre es fácilmente producido por una cultura moderna con una sobreabundancia de elecciones y sin capacidad consciente para identificar que satisface las necesidades. Tendemos a corroer las bases personales de bienestar, aunque tengamos una increíble variedad de alimentos para comer, cosas para hacer y comprar, y conocimiento para asimilar, *porque sin un sentido personal del ser en un nivel fundamental, es fácil quedar abrumado por la sobreabundancia de elecciones.* Descubrir qué es beneficioso para nuestro tipo de mente–cuerpo no siempre es una tarea fácil por estar enfrentados al frecuente y difícil trabajo de reconocer las circunstancias y eventos que causan malestar.

En *Care of the Soul*, Thomas Moore describe elocuentemente el proceso de aprendizaje de las partes más espirituales o sensibles de nuestro ser que pueden danzar a un ritmo aparentemente ilógico.[8] Él explica que la racionalidad —esa parte que quiere llegar del punto A al B en una línea recta y eficaz— no siempre se aplica al crecimiento personal, ya que el tiempo necesitado para asimilar el cambio no es fácilmente gobernado por un horario presente y totalmente controlado. A menudo el viaje en busca del bienestar significa llegar a conocer el malestar creado en nosotros mismos. Como lo indica el doctor John Welwood en su libro, el bienestar no sólo requiere de buena comida, ejercicio y descanso; también es necesario un "viaje del corazón" mientras buscamos saber qué nos hace escoger la vida que llevamos, y entendamos y asimilemos los mecanismos del cambio —transformar "lo que nos está perjudicando" en alimento para el cuerpo, el corazón y la mente—.[9]

La tabla 5 puede ayudarle a determinar cuándo se presiona hasta sus límites físicos o emocionales, llegando al punto en que dicha presión crea una respuesta a la comida. Observe si el deseo de perfección lo impulsa hacia una extrema autocrítica, así como con sus logros y esfuerzos.

¿Qué lo hace sentir . . .	Satisfecho o "lleno"?	¿Insatisfecho o "vacío"?
En su trabajo o carrera		
Ocupación o vocación:		
Vida familiar:		
Otras relaciones:		
Mantenimiento de la casa/hogar:		
Educación/crecimiento espiritual o personal:		
Buena salud y forma o ejercicio:		
Mientras descansa		
Comidas/¿por qué como?:		
Comidas particulares que ingiero:		
Relajación/autonutrición:		
Patrones de sueño:		
Cuando se divierte		
Recreación/actividades sociales/pasatiempos:		

61

ℵ

¿Qué lo está perjudicando?

Tabla 5: Identificación del hambre

¿Puede describir o ilustrar cómo siente el hambre?

_____

_____

_____

62

ॳ

Segunda
Parte

_____

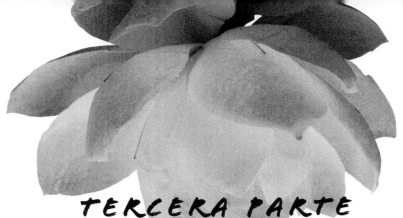

TERCERA PARTE

Calmar
el apetito

En mi vida cotidiana
hay ciertas verdades que debo honrar,
ciertas alegrías que busco, ciertas formas de vivir.
Y si todo esto es reunido con cuidado y tiempo,
el imparable futuro continuará avanzando.
Mi abundancia puede florecer
mientras recojo la verdad de mi riqueza . . .

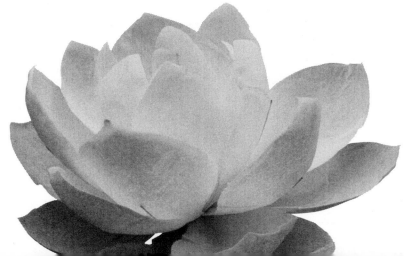

9

Alimentos satisfactorios

En el ayurveda, los sabores de diversos alimentos pueden naturalmente mejorar o estropear la capacidad de la relación mente–cuerpo para mantener el equilibrio. Como se discutió en el capítulo 2, el estado corporal está directamente relacionado con la mente y las emociones, y el comer alimentos específicos puede ayudar a reducir el hambre, las enfermedades y el estrés. *Ayurvedic Cooking for Westerners*, de Amadea Morningstar, muestra una lista de alimentos para cada tipo de mente–cuerpo, los cuales calman y nutren el dosha especificado.[10] Aunque la cocina ayurvédica es vegetariana, Morningstar reconoce el desafío de introducir una dieta vegetariana en la cultura occidental orientada al consumo de carnes, e incluye productos animales en sus listas de alimentos. Al leer la tabla 6, encierre en un círculo los alimentos que prefiere o le gustaría probar. Aquellos que encierre y caigan bajo los dos doshas que más lo influencian, son los alimentos que nutren mejor su constitución.

Aunque tal vez es desalentador al principio, escoger alimentos que concuerden con nuestro tipo de mente–cuerpo (y por consiguiente aumenten sus cualidades constructivas), se convierte en un hábito sostenible cuando se sienten los efectos positivos. El concepto de equilibrio amplía el conocimiento de la variedad de elecciones, en lugar de limitarse a ciertos alimentos. En la tercera parte se empiezan a crear elecciones saludables. A veces lo que encontramos más difícil de cambiar es lo que más necesitamos, como un fisiculturista que sólo entrena músculos del pecho (y de este modo posee unos maravillosos "pectorales") pero no tiene un desarrollo de la parte inferior del cuerpo que equilibre la esculpida parte superior. En la cuarta parte, lo que encontramos difícil de cambiar puede convertirse en una serie de pequeñas victorias, construyendo paso a paso una base personal de equilibrio.

Tipo de alimento	Vata	Pitta	Kapha
Hierbas y especias	ajedrea de jardín	albahaca fresca*	ajedrea de jardín
	ajo	azafrán	ajo
	albahaca	canela*	albahaca
	alcaravea	cardamomo*	alcaravea
	anís	cáscara de naranja*	anís
	asafétida	comino	asafétida
	canela	culantro	azafrán
	cardamomo	cúrcuma	canela
	cáscara de naranja	eneldo	cardamomo
	cebolla, cocida	gaulteria	cáscara de naranja
	clavos	hinojo	cebolla
	comino	hojas de neem (árbol subtropical)	clavos
	culantro	menta, menta piperita	comino
	cúrcuma	perejil*	culantro
	eneldo	pimmienta negra*	cúrcuma
	estragón	vainilla	eneldo
	gaulteria		estragón
	hinojo		gaulteria
	hoja de laurel		hinojo*
	jengibre		hoja de laurel
	macis		hojas de neem (árbol subtropical)
	mejorana		jengibre
	menta piperita*		macis
	menta, menta verde		mejorana
	nuez moscada		menta, menta verde
	orégano		nuez moscada
	perejil*		orégano
	pimentón*		perejil
	pimienta húngara		pimentón
	pimienta inglesa		pimienta húngara
	pimienta negra		pimienta inglesa
	rábano picante		pimienta negra
	romero, azafrán		

Tabla 6: **Alimentos recomendados** (*con moderación **ocasionalmente)

Tipo de alimento	Vata	Pitta	Kapha
Hierbas y especias	salvia semillas de amapola semillas de mostaza tomillo vainilla		rábano picante romero salvia semillas de amapola semillas de mostaza tomillo vainilla*
Frutas	aguacate albaricoques banana cerezas ciruelas coco dátiles duraznos fresas frutas dulces higos, frescos kiwi limas limones mango, maduro melones, dulces naranjas papaya pasas, remojadas piña ruibarbo todas las bayas	aguacate albaricoques, dulces bayas, dulces caqui ciruelas pasas ciruelas, dulces coco dátiles frutas frescas frutas secas, remojadas granada mango, maduro manzanas, dulces melones membrillo naranjas, dulces pasas pera piña, dulce sandía uvas, dulces	albaricoques arándano agrio bayas caqui cerezas ciruelas pasas duraznos fresas* granada higos, secos mango, maduro manzanas membrillo pasas pera

67

ॐ

Alimentos
satisfactorios

Tabla 6: **Alimentos recomendados** (*con moderación **ocasionalmente)

Tipo de alimento	Vata	Pitta	Kapha
Verduras	toronja	acorn squash	pimentón campana*
	uvas	(variedad de	celtuce (variedad de
	acorn squash	calabaza)	lechuga en
	(variedad de	Pimentón campana*	China)
	calabaza)	collard greens	collard greens
	aceitunas, verdes	(variedad de	(variedad de
	y negras	col o repollo)	col o repollo)
	ajo, cocido*	radicchio (vegetal	radicchio (vegetal
	alcachofa	popular en	popular en
	berro*	Italia)	Italia)
	brotes de mung	aceitunas, negras*	acelga
	(variedad	acelga	achicoria
	de arveja)	ajipa	ajipa
	brotes de soja	alcachofa	ajo
	calabacines	apio	alcachofa*
	calabaza scallopini	arveja	apio
	(variedad de	berza común	arugula
	calabaza)	bok choy	arvejas
	calabaza amarilla	brécol	berenjena*
	calabaza de cuello	bretones, todos los	berro
	torcido	tipos	berza común
	calabaza de invierno	brotes de soja	bok choy
	calabaza de verano	calabacines	brécol
	calabaza dulce*	calabaza	bretones, todos los
	cebolla, cocida	calabaza scallopini	tipos
	chalotes, cocidos	(variedad de	brotes de soja
	chirivía, papa	calabaza)	calabacines
	espárragos	calabaza de cuello	calabaza scallopini
	hinojo	torcido	calabaza de cuello
	judías verdes	amarilla	torcido
	maíz fresco	calabaza de invierno	calabaza de verano
	mostaza*	calabaza de verano	cebollas*
	pepino	champiñones**	chalotes
	puerros, cocidos	chirivías	champiñones**
	quingombó, cocido	col	col
	rábano daikon*	col chino	col de Bruselas
	(variedad de	col de Bruselas	colirrábano
	rábano)	coliflor	diente de león
	remolachas	diente de león	escarola
	rutabaga	escarola	espárragos
	zanahorias	espárragos	espinacas
		hinojo	jicama

Tabla 6: Alimentos recomendados (*con moderación **ocasionalmente)

Tipo de alimento	Vata	Pitta	Kapha

Verduras		jicama
		judías verdes
		lechuga
		mizuna*
		papa dulce
		papa blanca
		pepino
		quingombó
		raíz de bardana
		rutabaga
		verduras hojosas
			judías verdes
			lechuga
			maíz fresco
			mizuna
			nabos
			papa dulce
			papa blanca
			pimientas
			puerros
			quingombó
			rábano
			rábano daikon
			    (variedad de
			    rábano)
			rábano picante
			raíz de bardana
			remolachas
			verduras hojosas,
			    todo tipo
			zanahorias

Granos	amaranto*
	arroz salvaje
	arroz, todos los tipos
	avena cocida
	teff* (variedad
	    de cereal)
	trigo
		arroz, basmati
		arroz, blanco
		avena, cocida
		cebada
		granola de trigo
		salvado de trigo
		tortas de arroz
		trigo
			amaranto
			arroz, basmati, pequeña
			    cantidad con
			    un grano de
			    pimienta o
			    clavo
			avena, seca
			cebada
			centeno
			granola, baja en grasa
			maíz
			mijo
			palomitas
			quinoa
			salvado de avena
			salvado de trigo**
			teff
			tortas de arroz*
			trigo sarraceno

Tabla 6: **Alimentos recomendados** (*con moderación **ocasionalmente)

Alimentos
satisfactorios

Tipo de alimento	Vata	Pitta	Kapha
Alimentos animales	mariscos pescado de mar pato y huevos de pato pescado de agua dulce pollo o pavo 　　　(carne blanca)	camarón* clara de huevo* conejo pescado de agua dulce* pollo o pavo 　　　(carne blanca)	conejo huevos, no freídos o 　　revueltos con 　　grasa pollo o pavo (carne 　　oscura)
Legumbres	judías con moderación, 　　(remojadas y 　　bien cocidas): mung (variedad de 　　arveja) tepary (variedad de 　　grano) aduki leche de soja lentejas negras lentejas rojas queso de soja** tofu* yogur de soja**	judías: mung aduki chana dal fríjol fríjol blanco común fríjol de ojos negros fríjol negro garbanzos guisantes majados judía de la peladilla khala chana lenteja común pinto productos de soja 　　(harina*, polvo**) tempeh, (variedad de 　　grano de soya), tepary (variedad de 　　grano)	judías (especialmente 　　antes de 　　retoñar): tepary (variedad de 　　grano) aduki chana dal fríjol blanco común fríjol de ojos negros fríjol negro garbanzos guisantes majados judía de la peladilla khala chana leche de soja, calentada* lenteja roja pinto tofu, caliente* tur dal
Nueces	Con moderación: almendras anacardos avellanas castañas de Pará coco nueces (de nogal) nueces de macadamia nueces de nogal negro nueces de pino nueces encarceladas pistachos**	almendras, bien 　　remojadas**	almendras, bien 　　remojadas**

Tabla 6: **Alimentos recomendados** (*con moderación **ocasionalmente)

Tipo de alimento	Vata	Pitta	Kapha
Semillas	calabaza chía (variedad de salvia) girasol lino sésamo	psyllium (fibra de Iran; Plantago ovata) calabaza* girasol	calabaza* chía girasol* lino*
Endulzantes	sucanat (azúcar de caña granulada) concentrados de frutas fructosa jarabe de arce jarabe de arroz no pulimentado jarabe de malta jugo de caña de azúcar la mayoría de jugos de frutas melaza miel al natural	sucanat (azúcar de caña granulada) fructosa* jarabe de arce jarabe de arroz no pulimentado jarabe de malta jugo de caña de azúcar	concentrados de jugos de frutas, especialmente manzana y pera miel natural
Productos lácteos	Con moderación, todos productos frescos: ghee leche de manteca fresca leche de vaca cruda mantequilla* quesos blandos yogur	crema agria ghee helado leche de vaca cruda mantequilla sin sal* quesos blandos** requesón yogur fresco, diluido 1:2-3 partes con agua	ghee* (mantequilla aclarada) leche de cabra fresca yogur diluido 1:4 partes o más de agua

71

ᐅ

Alimentos
satisfactorios

Tabla 6: **Alimentos recomendados** (*con moderación **ocasionalmente)

10

Alimentarse bien

Aprender a balancear hábitos alimenticios ayurvédicamente es un proceso paso a paso, hecho mejor con pequeños "bocados". Como se discutió en el capítulo 6, a menudo la palabra "dieta" evoca sentimientos y recuerdos de privación, el cual es un estado que la persona hará lo posible para evitar. En el tratamiento ayurvédico, reemplazamos esas elecciones de alimentos y hábitos que no nutren ni satisfacen por unos patrones que sí lo hacen; en otras palabras, buscamos una abundancia saludable que nos guía a comer alimentos agradables y tener suficiente descanso y relajación del vaivén de la vida moderna. Al equilibrar la constitución mente–cuerpo, se nutren los aspectos que pueden estar agravados, y se analizan las tendencias y aspectos que a menudo conducen a una falta de bienestar. La alimentación consciente —en todos los niveles, no sólo con comida— genera aspectos constructivos que ayudan a alcanzar los objetivos de manejo del peso y el estrés.

Una típica dieta de pérdida de grasa en la cultura occidental usualmente se enfoca en restringir alimentos y limitar calorías. Como vimos en el capítulo 7, es más probable que nuestro espíritu sea más motivado por la abundancia que por la limitación, y una dieta restrictiva por su misma naturaleza reduce la motivación al originar sentimientos de privación y hambre emocional. Este tipo de dieta depende de la fuerza de voluntad, que no es un mecanismo constante para el cambio de comportamiento.

Finalmente la fuerza de voluntad cede porque la constitución de una persona tratará de rectificar el desequilibrio causado por el uso excesivo de esta cualidad pitta.

En el capítulo 5, discutimos los efectos de un desequilibrio pitta manifestado como un apetito exagerado, incluyendo la condición de crecimiento excesivo de levadura, llamada candida. Algunos enfoques en la reducción de levadura en el sistema digestivo se concentran en reducir el exceso de carbohidratos en un esfuerzo por "hacer pasar hambre a la levadura".[11] En *Ayurvedic Cooking for Westerners*, Amadea Morningstar esboza un enfoque para la reducción de candida y sugiere que *los alimentos que ansiamos, y por consiguiente consumimos, sean reducidos en incrementos de una cuarta parte del nivel actual, para que gradualmente pierdan su atractivo.*[12] Tenemos que reducir la comida o el hábito perjudicial en una cuarta parte, para luego sentirnos cómodos con el nuevo nivel; después eliminamos otro cuarto y luego otro nuevamente. Por ejemplo, si usted consume muchos alimentos condimentados, pero está tratando de reducir el exceso de pitta, podría ensayar una receta ayurvédica más balanceada cada tercer día, luego ingerir alimentos condimentados ocasionalmente. Si sufre de candida y está acostumbrado a comer pan con levadura pero necesita eliminarlo de la dieta, introduzca gradualmente tortillas y pan sin levadura o saltines, coma frutas en lugar de dulces, y ensaye tortas endulzados con fruta (vea las recetas del capítulo 12).

Estas nuevas elecciones de alimentos satisfacen un paladar sano y ayudan a normalizar el apetito que está fundamentalmente basado en el tipo de mente–cuerpo de la persona. Mientras reduce el viejo hábito, reemplazará esa cuarta parte con uno nuevo y más agradable que alimente su tipo de mente–cuerpo y disminuya el desequilibrio. De esta forma, su cuerpo y sus recuerdos emocionales no se sienten necesitados, y el cambio es gradualmente introducido de manera tangible y aceptable: su paladar empieza a recuperar el sentido del gusto experimentando recetas nuevas y agradables, y desea alimentos más nutritivos y placenteros para su particular constitución. Si reducir un alimento perjudicial es difícil, el permitir que sus ataduras físicas y emocionales sean disminuidas gradualmente, introducirá un cambio saludable de una forma más "digestible". *La clave para iniciar el proceso de equilibrio es experimentar gradualmente ese cambio, hasta que una forma de comer más balanceada no sólo ayude a reducir la condición indeseada* (hambre o grasa en exceso, candida, poca energía, etc.), *sino que se sienta realmente satisfactoria* y, con el tiempo, se convierta en un hábito deseable y natural. Es importante aceptar el hecho de que el cambio más duradero no llega de la noche a la mañana —una realidad que la impaciente cultura pitta trata de resistir (y nuestro desequilibrio kapha trata de ignorar)—. Lo que refuerza el cambio positivo es el enfoque hacia la creencia de que es beneficioso llevar una vida balanceada, apoyados por experiencias reales como resultado de cambios pequeños (la motivación por el deseo, no por la fuerza de voluntad que se origina del temor o la frustración).

Pasos iniciales para una vida balanceada

En lugar de tratar de cambiar de la noche a la mañana sus hábitos a un estilo de vida ayurvédico, considere las siguientes sugerencias que pueden ser introducidas paso a paso, dándole tiempo para asimilar la idea y realmente sentir e internalizar nuevos hábitos:

1. Comience comiendo más frutas y verduras frescas. Un mínimo de cinco porciones o aproximadamente dos tazas y media al día es un buen comienzo. Si está acostumbrado a verduras congeladas y frutas enlatadas, visite más a menudo la sección de productos agrícolas del supermercado local y aprecie abundancia de colores, olores, texturas y sabores. Los alimentos recién preparados tienen más nutrientes, energía vital y sabor que los congelados o procesados. No toma mucho tiempo cocer al vapor o freír verduras frescas, y es fácil llevar frutas a dondequiera que vamos. A medida que se acostumbre a comer más productos agrícolas frescos, el mercado de los granjeros y las tiendas de alimentos orgánicos serán una progresión natural en su mayor deseo de frescura y comida libre de pesticidas.

¿Cómo aumentaré mi consumo de frutas y verduras a 5 porciones al día?

_____

_____

_____

2. Si "sabe lo que supuestamente debe comer", pero no sabe dónde comenzar o no puede motivarse a cambiar sus patrones alimenticios, prepare las fáciles recetas ayurvédicas que han sido especialmente diseñadas y probadas para nutrir todas las constituciones. Ensaye las que están incluidas en el capítulo 12 de este libro, o use un libro de cocina como *Ayurvedic Cooking for Westerners*, de Amadea Morningstar. *El objetivo es dedicar treinta minutos al día para preparar una sabrosa comida*, e incorporar gradualmente la cocina ayurvédica en una rutina diaria, hace que las papilas gustativas recuperen su sensibilidad a todos los sabores. Esto puede intimidarlo al principio, pero pronto la preparación de su comida se convertirá en una parte valiosa de la experiencia total de usar la comida para nutrir, satisfacer y mantener el cuerpo en forma y saludable (y una gran forma de pasar buenos momentos con los demás). Si la idea de preparar nuevas recetas (¡o en sí cocinar!) es abrumadora, empiece ensayando sólo una receta ayurvédica a la semana y aumente gradualmente sus nuevos hábitos alimenticios.

Revise los alimentos que encerró en la lista de recomendados de la tabla 6 del anterior capítulo, y escriba nuevas elecciones alimenticias que le gustaría comprar en su siguiente viaje al mercado.

3. ¿Qué alimentos deseo o "debo comer" para sentirme satisfecho? ¿Perjudico mis objetivos de salud y manejo del peso y el estrés? Si es así, ¿cómo? ¿Qué alimentos nuevos concuerdan con mi tipo de mente–cuerpo?

_____

_____

_____

_____

Alimentos que deseo	Aspectos perturbadores	Elecciones balanceadoras
Panes, almidones, cereales:		
Postres y dulces:		
Especias, grasas y sal:		
Carne roja y productos lácteos:		
Condimentos fermentados:		
Bebidas alcohólicas:		

4. En su libro *Perfect Health,* Deepak Chopra presenta varias sugerencias para aumentar la satisfacción que obtenemos de la comida.[13] Él recomienda que:

■ Comamos en una atmósfera tranquila, evitando hacerlo cuando estemos molestos.

■ Nos sentemos a comer, absteniéndonos de caminar con la boca llena o tragar comida, de tal forma que el cuerpo tenga tiempo de recibir las señales de que el hambre física está siendo satisfecha.

■ Por unos momentos después de la comida nos sentemos tranquilamente y agradezcamos lo que ingerimos, para así ayudar a que los alimentos se absorban en los sistemas físico y emocional.

■ Consumamos comidas recién preparadas que incluyan los seis sabores, y si estamos acostumbrados a grandes platos o porciones, reduzcamos gradualmente el tamaño de la comida, de tal forma que de un tercio a un cuarto del estómago esté vacío para facilitar la digestión. (La regla general para porciones: una comida es aproximadamente dos puñadas).

Si le gusta comer y encuentra que su apetito por la buena comida lo está guiando a una talla más grande, hallar un equilibrio entre la tendencia a "ostentación y exceso" y comer alimentos satisfactorios y más livianos, es un cambio gradual iniciado al observar los hábitos existentes.

¿Cómo ingiero las comidas ahora? ¿Hay cambios que me gustaría hacer?

_____

_____

_____

_____

5. Una excelente práctica antes de una comida es estar sentado tranquilamente durante diez minutos. Esto es bueno para todos los tipos de mente–cuerpo, ya que nos calma cuando comemos nerviosos (desequilibrio vata), molestos o tensos (desequilibrio pitta), y alivia la tendencia a insensibilizar nuestros sentidos por comer en exceso (desequilibrio kapha).

¿En qué otras formas me gustaría disfrutar la relajación en mi vida cotidiana?

_____

_____

_____

_____

6. Alimentarse de otras formas además de la comida también disminuye la probabilidad de que comer (u otra actividad que lo "alimente" mal) se convierta en la manera más significativa de "sentirse lleno": entre en contacto con las "cosas dulces" de la vida que son fácilmente accesibles y dan felicidad. Algunas posibilidades incluyen pasar tiempo valioso con los seres amados; sacar tiempo para un buen libro o hobby; disfrutar actividades diarias como masajes en los pies, una reconfortante ducha, tranquilos momentos de Sol, belleza (una caminata en un jardín, una revista favorita, música); risa (una película divertida, un juego, un buen chiste), y ejercicio físico.

¿Qué actividades reconfortantes y divertidas actualmente me dan felicidad? ¿Qué otras actividades aumentarían mi disfrute diario de la vida?

_____

_____

_____

_____

7. La autocrítica puede ser útil para animarnos a mejorar, pero usada habitualmente podemos empezar a corroer nuestro bienestar emocional e incluso físico. ¿Usualmente se pide a sí mismo realizar cosas hasta el punto de fatiga?

¿Cuándo se presiona a sí mismo hasta el agotamiento emocional o físico? A la inversa, ¿qué lo motiva a alcanzar objetivos?

_____

_____

_____

_____

11

Cocina ayurvédica

Una forma fácil de empezar a comer alimentos más nutritivos, es preparar recetas encontradas en las publicaciones listadas en la sección de apéndices de este libro. Un buen texto para principiantes es *Ayurvedic Cooking for Westerners*, de Amadea Morningstar. Contiene muchas recetas de buen sabor y fáciles de preparar, que son principalmente sátvicas o balanceadoras para todos los tipos de mente–cuerpo, y muestra cómo cocinar para usted y otras personas con diferentes constituciones. Morningstar, quien usa muchos ingredientes conocidos, muestra cómo seleccionar alimentos que armonizan con tipos de mente–cuerpo, mientras introduce el paladar a nuevos sabores e interesantes combinaciones especia–hierba. Además, el capítulo 12 contiene recetas que he creado para ayudar a que su paladar experimente una variedad de aderezos, granos, verduras y fuentes proteicas más livianas; también incluye un menú de siete días y una lista de ingredientes. Cuando cambie sus hábitos, ingerir comidas con productos agrícolas frescos se convertirá en algo muy placentero.

Algunos consejos para cocinar ayurvédicamente

1. Idealmente, la comida debería ser preparada y consumida el mismo día; sin embargo, creo que sería mejor cocinar alimentos frescos la noche anterior y llevarlos al trabajo el día siguiente, en lugar de omitir una comida o comer alimentos nutricionalmente vacíos o agravantes. Para ahorrar tiempo,

Morningstar sugiere el uso de una olla a presión para cocinar legumbres, o remojarlos y luego cocinarlos lentamente durante la noche. Además, toma cerca de treinta minutos al día preparar una comida ayurvédica básica, y sacar tiempo para hacer y comer buenos alimentos introduce una pausa agradable en un día ocupado, mientras los sentidos se aclimatan al concepto del cuidado personal. Crear un equilibrio entre "tiempo libre" y "trabajo" reduce enormemente el deseo de comer en exceso o consumir alimentos que agravan nuestra constitución. Así, planear y preparar las comidas balanceadas puede ser reconfortante. A veces sentimos que la mejor opción es acostarse en el sofá después de un largo día y calentar en el microondas una cena congelada —todos tenemos esos días—. Al igual que adquirir cualquier habilidad nueva, cocinar ayurvédicamente requiere de tiempo y paciencia, pero finalmente se convierte en algo deseable, normal y fácil (¡y es sencillo comprar unas cuantas verduras al día!).

2. Algunas recetas ayurvédicas pueden en principio parecer rígidas, tales como el preferido uso de leche de vaca fresca (cruda, luego hervida), mantequilla clarificada (ghee) en lugar de margarina o mantequilla con sal, o ingredientes vegetarianos. Tome su tiempo para adoptar estos principios mientras se acostumbra a ellos. Recuerde, encontrar el equilibrio no significa hallar la perfección, y el objetivo es cambiar hábitos y patrones alimenticios para traer salud y felicidad. Si no puede encontrar leche de vaca cruda, use con moderación la orgánica pasteurizada, e introduzca en su dieta leches de arroz, soja, cabra y nuez. Con un poco de práctica el ghee es fácil de preparar, y muchas de las recetas requieren una variedad de aceites de cocina que brindan una gran gama de sabores mientras le permiten controlar los niveles de colesterol. Si no está acostumbrado a las comidas vegetarianas o encuentra que se siente mejor con carne y pescado en su dieta, adicione algunos de estos alimentos en su lista de compras mientras ensaya recetas en su forma vegetariana. Con el tiempo, puede encontrar que su paladar cambia y prefiere comer de esta forma más liviana pero satisfactoria.

3. Si le preocupa reducir su apetito y las porciones de comida, usar recetas ayurvédicas constantemente pronto "despertará" sus papilas gustativas y

ayudará a darle sensaciones de saciedad y satisfacción (que en el pasado podrían haber significado grandes porciones de comida o cantidades extra de azúcares, sales y grasas). Estas recetas balanceadas satisfacen el hambre más fácilmente, refrenando su apetito de forma natural y permitiendo que usted deje de "contar calorías" y pesar porciones de comida. De esta manera crea abundancia, no privaciones.

4. Comprar y preparar alimentos puede ser desconcertante si la comida se ha convertido en el enemigo en años de frustración con anteriores "dietas" o experiencias con desórdenes alimenticios. A veces parece más fácil evitar la comida (o no cocinar y consumir una comida rápida) que enfrentar el hambre que la dieta ha causado. Esa sensación más profunda de hambre, ese temor de que no habrá suficiente fuerza de voluntad para resistirse a los dulces, las comidas grasosas y otros alimentos que sacian rápidamente pero no son balanceados (y además el miedo de no sentirse lleno y satisfecho), a veces impide aprender nuevas habilidades para "calmar la bestia" del hambre que parece gobernarnos. ¡Dele tiempo a estos cambios! Si cocinar es algo nuevo para usted o parece muy abrumador, como una obligación o deber que lo hace sentir cansado o solitario, ensaye unas pocas recetas balanceadas a la semana y dese permiso de pasar tiempo autonutriéndose de otras formas. A veces toma tiempo examinar la resistencia a cocinar ayurvédicamente, antes que el deseo de nutrir nuestro ser con prácticas alimenticias saludables traiga motivación. Sólo siga con su proceso de crecimiento personal, y con el tiempo sabrá cuándo es correcto hacer un cambio.

5. En la cocina ayurvédica, los productos agrícolas orgánicos son preferidos sobre los cultivados con pesticidas; aunque el costo o la disponibilidad son factores a considerar, tenga en cuenta que comerá más sanamente utilizando "alimentos vivos" tales como frutas y verduras frescas del supermercado. Podría cultivar un huerto en el patio trasero o hierbas en su casa como hobby y para contribuir en la preparación de su comida, o comprar en mercados populares. Entrar en contacto con productos agrícolas frescos aumenta su satisfacción y aprecio por la comida. Además, encuentre una buena tienda de

alimentos saludables en su área, donde pueda conseguir especias, hierbas, semillas, nueces y legumbres. Estos alimentos, además de los productos agrícolas frescos, le darán un estímulo a su enfoque vegetariano, y a menudo son menos costosos que comidas con carne.

6. Incluya el apoyo de parientes y amigos en su experimentación con estas nuevas recetas. Es importante que forme un ambiente de apoyo para aprender nuevos hábitos, tales como tener suficiente tiempo para ingerir comida balanceada durante el día y compartir su experiencia con los demás. Las relaciones o situaciones en la casa o el trabajo que no apoyen su deseo de vivir en forma balanceada, a menudo crean barricadas en la formación de nuevos hábitos. Cuando su deseo es bloqueado, el resultado es la frustración. La tercera sección de este libro examina el proceso de trabajar con desequilibrio y las habilidades que podemos adquirir para apoyar nuestro deseo de cocinar, comer y vivir de una forma más balanceada.

7. En la cocina ayurvédica, las comidas usualmente consisten en un desayuno ligero, una comida principal y una más liviana por la noche. Las sugerencias para una comida más liviana incluyen: ensalada y papa cocida al horno en restaurantes; grano cocido tal como arroz, mijo, quinoa, o pasta con verduras cocidas al vapor y tofu, nueces o semillas; frutas frescas como pasabocas; cocinar porciones extras de la comida principal del día para ingerirlas en la noche.

8. Reducir la cantidad de pan con levadura en nuestras dietas occidentales puede en principio parecer difícil, porque hemos limitado el paladar a recibir principalmente trigo, y nos hemos vuelto poco imaginativos respecto al consumo de granos. En este capítulo se incluyen recetas para preparar tortas fácilmente, y sugerencias de una variedad de alternativas para el pan. Estas recetas lo ayudarán a explorar los sabores de nuevos granos mientras se sigue sintiendo satisfecho por comer "pan", y usan frutas y jugos de éstas en lugar de azúcar como dulce, para ayudar a reducir la dependencia del azúcar refinada. Una vez que su paladar pueda reconocer las más sutiles formas del dulce, tal vez encuentre que las tortas tradicionales son demasiado "azucaradas".

9. En el capítulo 12, también he incluido algunas de mis recetas para que usted las ensaye, además de un menú de siete días y una lista de compras para ayudarlo a empezar. Espero que no le tome tanto tiempo como a mí la exploración de nuevas recetas: ¡tuve el libro de Morningstar por más de un año antes de realmente usarlo! Pero luego tuve muchos asuntos que trabajar respecto a la comida y el hambre, y sentía que mi resistencia sólo era suficiente para tratar primero mis problemas emocionales. (¡Estoy feliz de decir que su libro es una fuente constante de grandes comidas en nuestra casa!). Lo que no sabía —o tal vez no creía— es que la cocina ayurvédica no es difícil (especialmente con la ayuda de libros como el de Morningstar).

Tampoco confiaba en el hecho de que comer ayurvédicamente reduce el apetito; pero finalmente llegué a un punto de mi crecimiento que me permitió liberarme de la necesidad de usar la fuerza de voluntad para controlar mi hambre. Era asombroso pensar que mi apetito se normalizaría sin contar calorías. Pero a fin de cuentas, ha sido una experiencia muy valiosa, liberarme del estrés de la dieta de privación. Ahora que cocino para mi familia y amigos, ellos adoran todas las verduras frescas, diferentes granos, hierbas sabrosas y sabores agradables.

Vegetariano o no vegetariano: ¿esa es realmente la pregunta?

Para mí, cambiar de un consumo excesivo de pan con levadura a la inclusión de una más amplia variedad de granos, fue algo muy sencillo comparado con convertirme en vegetariana después de consumir carne toda una vida. Los sentimientos de privación y restricción chocaron con otros aspectos tales como conveniencia, sistemas de creencias y hábitos.

Tiempo atrás fui vegetariana durante cuatro años. Lo hice porque estaba inmersa en el yoga y la meditación, haciendo mucho trabajo de crecimiento personal y solucionando toda clase de inquietudes emocionales y físicas —desenredando mi "bola de hilo" personal, para poder crear una identidad y un estilo de vida más claros y saludables—. Estaba empezando a aprender acerca de la nutrición ayurvédica pero me resistía a ella debido a los muchos enredos emocionales que tenía con la comida. Mirando hacia atrás, me doy cuenta que hice muy difíciles esos cuatro años en términos de nutrir mi constitución, pues me costó trabajo confiar en que comer ayurvédicamente podría ayudarme a tratar mis luchas para convertirme en una persona satisfecha y feliz. Intelectualmente creía en el concepto; supongo que no confiaba en mi capacidad para aplicarlo a mi confusa vida, y tenía miedo de perder el control.

Un enfoque ayurvédico de la nutrición ahora es más satisfactorio y realista, pero no siempre fue así. Gran parte de mi práctica vegetariana en esa época estaba enfocada en aumentar mi existencia espiritual, y como lo dice David Frawley en su libro *Yoga and Ayurveda: Self-Healing and Self-Realization*, a menudo un enfoque ascético de la comida es bueno para crear una mayor conciencia, pero no tan bueno para lograr el equilibrio físico.[14] Por ejemplo, como parte de una práctica de meditación yoga, el ayuno puede elevar la conciencia, pero también puede hacer que se desequilibre el aspecto más delicado de vata, y a menudo los occidentales como yo, que tratamos de mantener un estilo de vida vegetariano por razones espirituales, terminamos luchando por ignorar los sentimientos de privación y hambre emocional que puede causar esa limitada ingestión o elección de alimentos.

Como lo explica Frawley, a veces estas dos ciencias hermanas se contradicen, aunque ambas ayudan en el crecimiento personal. El aspecto meditativo del yoga se enfoca principalmente en lograr un sentido más claro del ser espiritual, mientras el ayurveda es una ciencia medicinal, dirigida a traer bienestar a través de la apropiada ingestión de alimentos. Me ha tomado años de práctica no sólo comprender intelectualmente, sino también experimentar física y emocionalmente la gran asociación entre las dos ciencias; esto es, que mi crecimiento espiritual puede introducirse en mi existencia diaria e incluir la alimentación de mi buena salud y forma física.

Desde el punto de vista de la abundancia, creo que estamos destinados a convertirnos en seres humanos conscientes y altruistas, que usen el intelecto además de las emociones y el mundo físico para aumentar nuestro entendimiento y la alimentación del ser y los demás. El yoga y el ayurveda pueden ser muy introspectivos, requiriendo que el estudiante haga complejas y complicadas preguntas internas —además de las mundanas, construyendo un sentido de comunidad a través de una experiencia compartida de hambre y alimentación física, mental y emocional—. Cuando me convertí en vegetariana, buscaba alimentar mi hambre espiritual, ya que ese era el apetito en mí que más me perturbaba. Mi práctica de yoga y meditación me ha ayudado en la tarea de crear más entendimiento del ser, y ahora encuentro que la práctica del equilibrio me permite manifestar ese entendimiento en un cuidado personal diario. Estudiar los principios del ayurveda me ayudó a ampliar este concepto de equilibrio —para alimentarme en todos los niveles, creando así suficiente abundancia en mí, de tal forma que hubiera algo más que dar a los demás que mejorara y no agotara mi vida—. Después de años de intenso autoescrutinio y liberación de viejas ideas de lo que pensaba que era yo, y adquiriendo paciencia para poder aprender nuevas habilidades en la vida, estoy mejor equipada para alimentarme con lo que necesito. Más específicamente, encuentro que un enfoque vegetariano en la comida ahora es más atractivo, y he empezado a tratar los desequilibrios en mi estilo de vida que afectan mi sentido de bienestar y por consiguiente mi apetito.

Cuando he trabajado en exceso, o estoy temerosa o letárgica, mi apetito cambia a una dieta más pesada como una forma de compensar el gasto físico, mental y emocional. Cuando hago elecciones más conscientes en mi estilo de vida, el hambre se mitiga y no necesito comer, hacer o luchar tanto para sentirme satisfecha. Mi enfoque cambia de supervivencia del ser a una participación significativa en el mundo. Cambia de sentir hambre a observar el hambre que me rodea, y me pregunto qué puedo hacer para crear más abundancia internamente, de tal forma que se desborde naturalmente. Pero este proceso toma tiempo, y requiere la aceptación del hambre.

Después de cuatro años de vegetarianismo, empecé a comer carne y pollo nuevamente, y sentí que necesitaba hacerlo. Estaba lista para tratar algunas hambres realmente difíciles: las consecuencias de un desorden alimenticio, el crecimiento excesivo de levadura intestinal (que me hizo desear azúcar y carbohidratos extras), y una carrera estresante que afectaba adversamente mi salud y forma. Finalmente, me permití sentir las "hambres" que había creado mi anterior falta de entendimiento, confiando en la premisa ayurvédica que con el tiempo mi apetito se normalizaría mientras aprendía cómo alimentarme en todos los niveles de mi ser. Dejé que mi apetito siguiera donde estaba —en una transición—. En otras palabras, dejé que mi "bola de hilo" se desenredara y me liberé de la fuerza de voluntad como la principal fuerza detrás de mis acciones.

Lentamente me enfoqué en alimentarme bien, pero hubo muchos momentos en que consumía demasiada carne, azúcar y comida rápida de poco valor nutritivo, me preocupaba por lo que no podía controlar, y me presionaba mucho y pagaba por la posterior fatiga física y el agotamiento emocional. He tenido que hacer algunas elecciones difíciles a lo largo de todo este proceso: cómo hacer una vida que me permitiera crecer saludablemente; cómo mantener una práctica espiritual edificante en un mundo moderno de ilimitados logros; cómo compaginar mi gusto de toda la vida por la carne con el principio fundamental del yoga de no causar daño a los seres vivos (y la creciente conciencia de que un estilo de vida vegetariano afecta menos los menguantes recursos planetarios). ¡Vaya! Cambiar de nuevo mi dieta a vegetariana parecía un verdadero problema.

En realidad, fue doloroso hasta que comencé a sentirme en equilibrio. Cuando decidí que estaría saludable y no estresada (lo que me dio el valor para cambiar mi carrera), empecé a disfrutar más de las personas, las cosas y el entorno de mi vida, y no parecía necesitar tanto. Y no hay que decir que la salud financiera no es importante; de hecho, es una forma fundamental de tomar la responsabilidad de nosotros mismos. Pero cómo me iba a ganar la vida era la pregunta que finalmente comencé a meditar, usando el deseo de equilibrio como un indicador para el cambio. Sin el estrés de hacer algo que ya no servía, retornó mi capacidad para sentirme amable, tranquila y respetable, y me di cuenta que estaba aprendiendo a llenar mi vacío emocional con compasión, en lugar de cubrirlo con logros y miedo. Empecé a sentir que mi principal objetivo era no causar daño a mí misma ni a los demás, porque ya disfrutaba la sensación de no ser una persona herida. Mi sistema de creencias comenzó a cambiar del deseo (no un sentido del deber) hacia el principio yoga de la no violencia que denuncia el consumo de animales. Me di cuenta que el cambio al vegetarianismo era una elección de vida que para mí era satisfacer sin ser perfecta. El punto de giro fue cuando me di cuenta que estaba gastando menos tiempo preocupándome por tratar de hacer lo correcto, esto es, ser perfecta, y más tiempo concentrándome en mejorar mi vida en formas pequeñas, tangibles y significativas. Cuando llegué a creer que comer menos carne y ensayar más comidas vegetarianas estaba de acuerdo con mi deseo de alimentarme bien, mi sistema de creencias cambió mi apetito para querer aun menos carne y trabajé más consistentemente para darme descanso suficiente, nutrirme y tener mayor claridad para mantener este estado más tranquilo, esto es, de menos hambre.

Es difícil ser vegetariano en nuestra sociedad. Se trata de un estilo de vida que no puede ser forzado en usted simplemente porque piensa que "es lo apropiado" o "trae iluminación y entendimiento". Con el tiempo, puede llegar a creer en estas cosas. Pero antes que haga eso, debe enfrentar sus hambres. Trabaje con ellas, crezca con ellas. Consiga ayuda y busque la bondad. Y deje que su apetito finalmente lo lleve a donde necesita estar. En cualquier forma que trabaje para identificar y reducir un "hambre" —ya sea física, mental o emocional—, se está moviendo en una dirección suficientemente larga, sobreviviendo a todos los altibajos y las inquietudes que lo perturban, llegará a un lugar de hambres reducidas en muchos niveles. Lo más probable es que se verá más "liviano", reduciendo poco a poco el exceso de peso de necesidades y miedos reprimidos.

Lograr el equilibrio a veces puede ser doloroso. En mi caso, pienso que he aprendido mucho en mi viaje en busca del bienestar, pero creo que me hice daño por culpa de mi ignorancia. Ahora sé que hay habilidades que todos podemos aprender y practicar con la ayuda de nuestro proceso de crecimiento personal. La cuarta parte de este libro trata formas específicas con las que usted puede aumentar sus capacidades de autoalimentación. Finalmente, la quinta parte muestra las piedras angulares del equilibrio, de tal forma que pueda crear una base realmente personalizada para el bienestar.

12

Recetas balanceadas

Incluso si su enfoque no se dirige a un programa de manejo del peso, comer ayurvédicamente puede darle un mayor sentido de abundancia en su dieta y su vida. A menudo estamos demasiado ocupados o preocupados con otras cosas, e inconscientemente disminuimos nuestras elecciones de sabores y texturas en las comidas. Cuando empiece a considerar la cocina ayurvédica, el menú principal de siete días, completo con recetas, es una forma fácil de explorar una amplia variedad de hierbas y especias, granos y legumbres, nueces y semillas, y diversos tipos de fuentes proteicas. También se incluyen una receta para tortas sin levadura y consejos de alternativas para el pan. La comida de buen gusto está en sus manos, ¿qué está esperando? ¡Diviértase!

Cada comida ofrece un diferente juego de sabores indicados por área de influencia. Aunque pueden no ser estrictamente ayurvédicas, son un paso fácil en esa dirección, y una gran forma de introducir el paladar en comidas más livianas y sabrosas que usan menos proteína animal y una mayor variedad de hierbas y especias. Todas las recetas principales hacen cuatro porciones y pueden ser fácilmente reducidas a la mitad.

Día 1: Fiesta mejicana

Ensalada de aguacate-pepitas, hamburguesas vegetarianas o hamburguesas de pavo con cilantro, mijo con salsa de fríjol negro.

Día 2: Freído oriental (cocinado en poco aceite y en continuo movimiento)

Freído de anacardo-jengibre o freído de sésamo-cilantro.

Día 3: Delicia italiana

Judías verdes con orégano-tomate y quinoa con cebolla-nuez encarcelada y ensalada de verduras.

ও

Tercera
Parte

Día 4: Brunch mediterráneo (desayuno-almuerzo)

Ensalada (de verduras y judías) con tortilla de papa-brécol.

Día 5: Banquete sureño

Arvejas de ojos negros, papas con albahaca, remolachas especiadas, quingombó con romero, calabaza de verano.

Día 6: California exquisito

Ensalada de arroz salvaje, judías verdes y estragón con almendras.

Día 7: Exprés hawaiano

Freído de piña-jengibre con un toque de curry; servido solo o con arroz no pulimentado o blanco.

FIESTA MEJICANA

Ensalada de aguacate-pepitas

Verduras de ensalada

8 tazas de mezcla de sus lechugas favoritas más tajadas de jicama
(opcional)

1/2 taza de semillas de calabaza al natural (pepitas)

Aliño

1 aguacate maduro

1/2 taza de cilantro

2 cucharaditas de jugo de limón o lima (dependiendo del gusto)

1 diente de ajo pequeño, picado

2 cucharaditas de Bragg Liquid Aminos (salsa de soja no fermentada,
disponible en tiendas de alimentos saludables)

1–2 cucharadas de jugo de manzana

Lave las verduras. Mezcle los ingredientes del aliño en una licuadora o un procesador de alimentos, usando jugo de manzana para dar al aliño la consistencia deseada. En una pequeña sartén, tueste las semillas de calabaza (sin aceite) a alta temperatura aproximadamente un minuto, hasta que empiecen a reventarse. Eche aliño sobre las verduras y rocíe las semillas tostadas.

Nota: las semillas de calabaza tostadas dan un buen sabor a las ensaladas y son ideales como pasabocas.

Hamburguesas de pavo con cilantro

1 libra de pavo picado
1/2 taza de cilantro, picado
2–3 cebollas verdes, picadas
1/3 taza de avena
1 huevo o 2 claras de huevo
Bragg Liquid Aminos (salsa de soja no fermentada)
sal y pimienta al gusto

En un tazón de tamaño mediano, combine huevo, avena y 1 cucharada de Liquid Aminos. Deje que la avena se remoje aproximadamente 10 minutos. Agregue el cilantro y la cebolla, mezcle bien, adicionando sal y pimienta si lo desea. Haga pastelitos y saltee en un poco de aceite de oliva, o en parrilla, hasta que estén listos. Nota: agregue un poco más de Liquid Aminos mientras cocina, para obtener un bello color pardo. Ya que los pastelitos no tienen grasa, tenderán a despedazarse si los hace demasiado delgados. Si no le gusta mucho el cilantro, reduzca la cantidad como lo indiquen sus papilas gustativas. Esta es una receta muy rápida, con mucho sabor.

Mijo con salsa de fríjol negro

1 taza de mijo

1 taza de fríjoles negros

1 tomate maduro, cortado en trozos pequeños (o 6–8 tomates del tamaño de cerezas, divididos en cuartos)

1/4 taza de cilantro

2 cucharadas de cebolla verde o roja picada

1/2 taza de granos de maíz tierno crudo o cocido

1 cucharada de lima

1/2 taza de yogur natural

1/4 taza de aceite de oliva

2 cucharadas de jugo de manzana

sal al gusto

Cocine los fríjoles en agua, si es posible habiéndolos remojado unas horas antes o la noche anterior. Enjuague el mijo en agua seis veces para remover residuos jabonosos, usando un colador para retener el mijo mientras vacía el agua. Cocine el mijo lavado en dos tazas de agua (y sal, si lo desea) hasta que esté listo, aproximadamente 25 minutos. Mientras el mijo se cocina, pique tomate, cilantro y cebolla y ponga esto con el maíz en un tazón de tamaño mediano. En una licuadora (o un tazón pequeño usando un batidor), mezcle jugo de lima, yogur y aceite de oliva; si el aliño es demasiado agrio, agregue jugo de manzana. Si desea que éste sea un cálido plato de entrada, adicione verduras picadas, fríjoles negros y aliño al mijo tan pronto como esté listo, y sirva inmediatamente; si quiere servirlo como ensalada, espere hasta que el mijo esté frío antes de adicionar las verduras y el aliño. Nota: para un poco de "picante"; ensaye la adición de 1 cucharadita de ají verde picado. Además, si no le gusta el mijo, puede usar 2 tazas de conchas de pasta cocidas.

FREÍDO ORIENTAL

Freído de sésamo-jengibre

1 taza de cada uno de estos ingredientes:
  bok choy
  florecillas de brécol
  tajadas de pimentón dulce
  arvejas
  hojas de espinaca, cortadas en pedazos tamaño bocado
  (u otras verduras —preferiblemente sin champiñones— como apio
      picado, brotes de soja, castañas de agua, y espárragos
1–2 cucharaditas de raíz de jengibre recién rallada
1 diente de ajo, picado
1–2 cucharadas de salsa de soja no fermentada (Bragg Liquid Aminos)
2 cucharadas de aceite de sésamo tostado
1 cucharada de arroz no pulimentado u otra harina
1/4 taza de semillas de sésamo crudas y desvainadas
1/3 taza de cilantro picado
arroz cocido o tallarines

Saltee las verduras, el ajo y la raíz de jengibre a temperatura media en aceite de sésamo tostado; adicione 1 cucharada de Liquid Aminos cuando las verduras empiecen a "secarse" mientras el aceite se consume, y suficiente agua hasta que estén tiernas —trate de no cocinar más de la cuenta—. Ponga la otra cucharada de Liquid Aminos en un pequeño jarro junto con la harina y un poco de agua, tape fuertemente el recipiente y agite hasta que la harina absorba el líquido. Baje la temperatura de la fuente de calor, agregue la mezcla de harina, y agite hasta que la salsa esté espesa. Tal vez desee adicionar más agua o Liquid Aminos hasta lograr la consistencia deseada. En una pequeña sartén, tueste semillas de sésamo a alta temperatura durante cerca de 1 minuto, hasta que comiencen a reventarse. Rocíe las semillas sobre las verduras, aderece con hojas de cilantro picadas, y sirva con arroz caliente o tallarines cocidos.

Para variación con anacardo:

Reemplace las semillas de sésamo con ⅓ taza de pedazos de anacardo crudos, y la harina con 2 cucharadas de mantequilla de anacardo o almendra, mezclados con 1 cucharada de soja, 1 cucharadita de lima y 1–2 cucharadas de jugo de manzana. Esto le dará al plato un sabor a nueces. Para un sabor aun más azucarado, adicione leche de coco (la versión baja en grasa está disponible en tiendas de alimentos para la salud) a las verduras mientras se están cocinando (en lugar de agua); o cocínelo con arroz, reemplazando 1 taza de agua con 1 taza de leche de coco.

Para proteína extra:

Puede saltear 8 onzas de tofu en cubos, pechuga de pollo o camarón, con el aceite y ajo durante unos minutos, y luego agregar las verduras y cocinar hasta que esté listo.

DELICIA ITALIANA

Judías verdes y orégano-tomate

4 tazas de judías verdes, cortadas en pedazos de una pulgada
1 taza de tomates del tamaño de cerezas cortados por la mitad
1 diente de ajo, picado
$1/4$ taza de hojas de orégano frescas, cortadas en cuadritos
1 cucharadita de mantequilla sin sal o ghee (mantequilla clarificada)
1 cucharada de aceite de oliva
sal y pimienta al gusto

En una sartén mediana, saltee las judías y el ajo en mantequilla y aceite de oliva a una temperatura media-alta; agregue el orégano y los tomates cuando el aceite se haya consumido y las verduras parezcan "secas". Reduzca la temperatura, tape y deje cocer hasta que las judías estén tiernas, agregue agua si es necesario. También puede darle un toque especial adicionando $1/2$ taza de garbanzo cocido y $1/4$ taza de aceitunas negras cortadas.

Quinoa con cebolla-nuez encarcelada

1 taza de quinoa
2 tazas de agua
2 cebollas pequeñas o 1 grande, picadas
$1/3$ taza de trozos de nuez encarcelada
sal y pimienta al gusto

En una olla mediana, enjuague la quinoa seis veces para remover residuos jabonosos. Cocine en 2 tazas de agua, sin tapar, calentando el líquido hasta que hierva. Luego, tápelas y baje el calor y cocine durante 15 minutos; adicione sal y pimienta, cebolla y los trozos de nuez encarcelada. Continúe cocinando hasta que todo el líquido sea absorbido y los granos de quinoa estén blandos e hinchados. Para adicionar sabor y suculencia, puede agregar un poco de aceite de oliva o mantequilla/ghee cuando adicione las nueces y la cebolla. Nota: la quinoa es un grano rico en proteínas. Las nueces aportan proteínas además de un agradable sabor dulce.

BRUNCH MEDITERRÁNEO (DESAYUNO-ALMUERZO)

Ensalada de verduras y judías

1 taza de judías blancas secas
1 taza de jugo de manzana
1 cucharada de cebolla roja cortada en cuadritos
1/2 cucharadita de pimienta negra molida gruesa
2 tazas de verduras picadas (zanahorias, brécol y calabacines
    funcionan bien)
2 cucharadas de aceite de oliva
1 diente de ajo, picado
1 cucharada de jugo de limón
1/4 taza de albahaca fresca
1/4 taza de perejil fresco
sal al gusto

Remoje las judías en una olla mediana durante dos horas o toda la noche. Dré-nelas y adicione jugo de manzana, cebolla, pimienta y suficiente agua hasta que el líquido cubra las judías 2 pulgadas. Cocínelas hasta que estén tiernas, aproximadamente 45 minutos. Mientras las judías se están cocinando, corte en cuadritos las verduras y el ajo, y saltee en 1 cucharada de aceite de oliva hasta que las judías estén tiernas y tostadas (puede necesitar la adición de agua y "cocer al vapor" las verduras un poco, hasta que las judías estén listas). Deje que las verduras y judías se enfríen, y mezcle con 1 cucharada de aceite de oliva, jugo de limón, albahaca, perejil, y sal si lo desea. Nota: para un color excepcional, use albahaca púrpura. También puede agregar otras verduras tales como pimentón dulce en cuadritos o zanahoria rallada, para obtener una textura más crujiente.

Frittata de papa-brécol

9 claras de huevo y 3 huevos completos, batidos juntos
1 taza de papas crudas, cortadas en cuadritos
1 taza de brécol picado (también funcionan la arveja verde,
    los calabacines y el pimentón dulce
1 cebolla grande o 2 pequeñas, finamente cortada en tajos
1 diente de ajo, picado (opcional)
$1/4$ taza de orégano fresco, picado (o $1/2$ cucharadita de hojas secas)
1 cucharadita de hojas de romero frescas, finamente picadas
    (o $1/2$ cucharadita de hojas secas)
1–2 cucharadas de Liquid Aminos (salsa de soja no fermentada)
1 cucharada de aceite de oliva
sal y pimienta al gusto

En una sartén grande a temperatura media-alta, saltee la cebolla (y el ajo, si lo desea), las papas y el romero en aceite de oliva hasta que las verduras se empiecen a dorar. Agregue Liquid Aminos y suficiente agua para "cocer al vapor" las papas hasta que estén tiernas-tostadas, adicionando más agua mientras se consume, si es necesario. Agregue el brécol (u otras verduras, si lo desea) y el orégano. Reduzca la temperatura a media-baja y lentamente vierta los huevos revueltos sobre las verduras. Para evitar que la frittata se dore demasiado en el fondo, adiciónele un poco de agua en los bordes y cubra con una tapa o un pedazo de papel aluminio. Tal vez deba agregar más agua mientras la frittata se cocina. Estará lista cuando un cuchillo sea introducido fácilmente en el centro (espere de 10 a 15 minutos para que los huevos se cocinen). Nota: para más sazón, adicione un par de tajadas de queso de soja sobre la frittata unos minutos antes que esté lista, o salsa fresca, o ambos productos).

BANQUETE SUREÑO

¡La preparación de esta receta puede tomar un poco más de tiempo, pero vale la pena!

Arvejas de ojos negros

> 2 tazas de arvejas de ojos negros frescas o 1 taza de arvejas secas
> 1 hoja de laurel grande
> 1 diente de ajo (opcional)
> hojuelas de pimentón (opcional)
> sal al gusto

Ponga las arvejas en una olla mediana; cubra con agua y cocine hasta que estén listas (el tiempo de cocción para arvejas frescas es mucho más corto que para las secas). Las arvejas secas pueden ser remojadas un par de horas antes para acelerar la cocción y ayudar en la digestión.

Puré de papas con albahaca

> 6–7 papas moradas
> 1 cucharada de mantequilla (opcional)
> 1/4 taza de albahaca fresca, picada
> 1 taza de leche de soja

Mientras las arvejas de ojos negros se están cocinando, limpie y ponga a hervir las papas. Cuando estén listas (lo suficientemente tiernas para que penetre un tenedor), drene el líquido, adicione mantequilla, albahaca picada y leche de soja, y maje las papas hasta que los ingredientes estén bien mezclados. Nota: las papas moradas son muy dulces y cremosas —no se necesita mantequilla para lograr un maravilloso sabor—.

Remolachas especiadas

6–8 remolachas pequeñas o 4–6 medianas a grandes
1/4 cucharadita de pimienta inglesa
1 diente de ajo
2–3 hojas de salvia fresca (o 1/2 cucharadita de secas)
1 cucharada de aceite de oliva
1 cucharadita de mantequilla

Mientras las papas están hirviendo, remueva y guarde los tallos y hojas de las remolachas frescas. Límpielas, eliminando asperezas con un cuchillo. Póngalas en una olla mediana, cúbralas con agua, adicione pimienta inglesa, y caliente hasta hervir. Reduzca la temperatura, tapela, y cocine hasta que el tenedor penetre fácilmente (aproximadamente 30 minutos). Mientras las remolachas se cocinan, pique sus tallos y hojas en trozos pequeños, y corte el ajo en cuadritos. (Si va a preparar la receta siguiente, deje a un lado las partes de la remolacha y empiece la preparación del quingombó). Cuando el resto de la comida esté listo, saltee rápidamente las hojas, los tallos, el ajo y la salvia en 1 cucharada de aceite de oliva hasta que estén tiernos, moviendo constantemente de 3 a 4 minutos. Agregue sal al gusto y 1 cucharadita de mantequilla si lo desea. Nota: agradezco a *Ayurvedic Cooking for Westerners*, de Amadea Morningstar, por darme la idea de cocinar remolachas de esta manera.

Quingombó con romero

1 libra de quingombó fresco
2/3 taza de harina de maíz
1 cucharadita de romero recién picado (o 1/2 cucharadita del seco)
2 claras de huevo
aceite de cocina liviano (de oliva, girasol o canola)
sal y pimienta al gusto

Si está preparando el banquete sureño completo, comience el quingombó después que estén en proceso las arvejas de ojos negros, las papas y las remolachas. Corte el quingombó en tajos de 1/2 pulgada y póngalos en una bolsa plástica. Adicione las claras de huevo y el quingombó, luego agregue el romero y la harina de maíz. Agite hasta que los tajos estén bien cubiertos. Ponga 3 cucharadas de aceite en una sartén grande y la temperatura en medio–alto hasta que el aceite esté caliente. Adicione la mezcla de quingombó y agite, salteando unos cuantos minutos hasta que la harina de maíz empiece a dorarse. Reduzca el calor a bajo, tape y deje que el quingombó se cocine solo al vapor, revolviendo ocasionalmente, por unos 15 minutos, hasta que esté listo. Nota: para quienes gustan del quingombó, esta versión usa mucho menos aceite que el freído tradicional. El romero le da un nuevo toque, y el quingombó tiene el mismo maravilloso sabor y la crujiente capa de harina de maíz, manteniéndose muy húmedo y tierno. ¡Lo mejor de ambos mundos!

Calabaza de verano

> 2 calabazas amarillas y
> 2 calabacines, cortados en pedazos tamaño bocado
> 1 cebolla verde grande o 2 pequeñas, rebanadas
> 1/4 taza de orégano fresco, finamente picado (o 1 cucharadita de
>   hojas de orégano secas)
> 1 cucharada de aceite de oliva
> 1 cucharadita de mantequilla (opcional)
> sal y pimienta al gusto

Saltee todos los ingredientes hasta que las verduras estén tiernas pero no empapadas. Para variar, adicione 1/2 taza de granos de maíz crudos mientras cocina, o 1/2 taza de judías verdes frescas. También da buen sabor la adición de un chisguete de jugo de limón revuelto en las verduras al final de la preparación. Nota: esta receta es ideal para quien tiene huerto, porque todos los ingredientes usualmente maduran al mismo tiempo.

CALIFORNIA EXQUISITO

Ensalada de arroz salvaje con espinacas

1 taza de arroz salvaje, crudo y lavado
4 tazas de hojas de espinaca frescas, picadas
2 naranjas dulces (preferiblemente sin semillas)
1 cebolla verde (opcional)
¹/₄ taza de nueces de pino
sal al gusto

Ponga el arroz en una olla mediana con 2 tazas de agua. Caliente hasta que hierva, reduzca el calor, y siga hirviendo con la olla tapada hasta que el arroz esté listo, aproximadamente 25 minutos después. Mientras el arroz se está cocinando, pique las hojas de espinaca y póngalas en un tazón mediano. Corte y pele cuidadosamente las naranjas, usando un cuchillo afilado y remueva la parte blanca de la corteza. Corte la membrana de cada sección de la naranja, permitiendo que el jugo gotee a otro pequeño tazón; guárdelo para aliño. Mezcle los segmentos de naranja, las nueces de pino, la espinaca y el arroz frío con:

Aliño de sésamo-soja

¹/₄ taza de aceite de sésamo tostado
1 cucharada de jugo de lima o limón
2 cucharadas de Liquid Aminos (salsa de soja no fermentada)
¹/₄ taza de jugo de naranja

Mezcle los ingredientes y sirva sobre la ensalada de arroz salvaje con espinacas.

Judías verdes y estragón

> 1 libra de judías verdes, cortadas o quebradas en pedazos de
> 1 pulgada
> 1/3 taza de almendras cortadas en rajas
> 2 cucharaditas de estragón fresco o 1 cucharadita del seco
> 1/8 cucharadita de polvo de mostaza
> 1/2 taza de jugo de manzana
> 1 cucharadita de mantequilla (opcional)
> sal y pimienta al gusto

Tueste las almendras cociéndolas en una pequeña sartén u olla a alta temperatura unos minutos, hasta que adquiera un color parduzco. En una olla mediana, combine todos los ingredientes y cubra con agua. Caliente hasta hervir, ponga la tapa y siga hirviendo hasta que las judías estén tiernas (aún de color verde vivo) pero no empapadas.

EXPRÉS HAWAIANO

Freído de piña-jengibre

1 taza de piña fresca, cortada en cubos

1 taza de zanahorias, cortadas en tajos delgados

1 lata pequeña de castañas de agua cortadas en tajos (también
    puede utilizarse jicama)

1 pimentón dulce mediano, cortado en tiras

1 diente de ajo picado

1 cucharada de cebolla roja, finamente picada (opcional)

1 cucharada de aceite de cocina liviano

2 cucharadas de raíz de jengibre rallada

1/2 a 1 cucharadita de polvo de curry

1/2 taza de jugo de piña no endulzado

1–2 cucharadas de Liquid Aminos

1 cucharadas de harina (la harina de trigo puede ser reemplazada
    por harina de arroz no pulimentado o harina de maíz)

1/3 taza de cilantro fresco, picado

1/3 taza de semillas de sésamo tostadas

arroz blanco o no pulimentado, cocido (opcional)

Si va a servir este plato con arroz, cocínelo, siguiendo las instrucciones del paquete. Saltee el ajo y la cebolla en aceite durante 1 minuto, luego agregue las zanahorias y el jengibre y cocine por 3 minutos más. Adicione el pimentón, las castañas, el curry, los cubos y el jugo de piña; tape y deje hirviendo a temperatura media unos minutos hasta que el pimentón esté tierno pero no empapado. Mientras hierve, ponga Liquid Aminos, la harina y 1/4 taza de agua en un pequeño recipiente con tapa segura, y agite hasta que la harina esté disuelta. Cuando el pimentón esté cocido, reduzca la temperatura y lentamente vierta la mezcla de harina hasta que la salsa forme la consistencia deseada. Tueste las semillas de sésamo en una pequeña sartén seca durante 1 minuto, hasta que empiecen a tornarse pardas y a reventarse. Aderece el plato con semillas de sésamo y hojas de cilantro, y sirva con el arroz. Nota: si está ensayando la transición a una cocina más liviana, pero aún no está en la etapa vegetariana, adicione 2 pechugas de pollo crudas, cortadas en cubos, con el ajo y la cebolla, y cocine como se indicó. También puede agregar 8 onzas de tofu en cubos al adicionar las zanahorias, para obtener un plato más sustancioso.

Tortas de manzana de Joyce

La siguiente receta (y las variaciones) para tortas usa frutas, jugos de frutas y verduras, además de una variedad de harinas y líquidos. Los ingredientes pueden ser cambiados para que se ajusten a un tipo particular de mente–cuerpo (la harina de cebada y la leche de soja son buenas alternativas para kapha). Cambiarse a estas tortas es una gran forma de reducir su dependencia al pan con levadura, sin sentirse privado de comer alimentos horneados. Una vez que domine el procedimiento, la mezcla toma cerca de 5 minutos, y otros 15 el horneado de las tortas.

> *Mezcle en un tazón pequeño:*
> 2 claras de huevo o 1 huevo entero
> 1/3 taza de aceite (de sésamo, canola, girasol o albaricoque)
> 1/2 taza de mermelada de manzana y 1/2 taza de jugo de
> manzana natural
>
> *Mezcle en un tazón mediano:*
> 1 taza de harina de avena
> 1/2 taza de harina de avena y 1/2 taza de salvado de avena
> 1 cucharadita de polvo de hornear
> 1/4–1/2 cucharadita de canela
> una pizca de sal (opcional)

Engrase y enharine los contenedores de las tortas. Mezcle los ingredientes húmedos con los secos y forme los panecillos en los contenedores. Hornee a una temperatura moderadamente baja (300 °F) durante 15 minutos o hasta que estén listos. Sea cuidadoso de no hornear demasiado tiempo o a una temperatura muy alta, ya que las tortas pueden resecarse. Haga 12 panecillos. La receta puede ser reducida a la mitad.

Para hacer tortas de manzana más cordiales:
Mezcle 1/2 manzana roja rallada (con piel), 2 cucharadas de pasas con nueces.

Para tortas de calabaza:

Use ½ taza de calabaza fresca cocida en lugar de mermelada de manzana, y adicione pasas, higos picados o dátiles (para dulce), y algunas nueces si lo desea. También es posible cambiar la harina de avena por harina de cebada, centeno o trigo entero, y usar aromatizante de pastel de calabaza en lugar de canela.

Para tortas de banana:

Use una banana majada en lugar de mermelada de manzana, y ½ taza de leche de arroz en lugar de jugo de manzana. Pueden usarse dos tazas de harina de arroz no pulimentado para reemplazar la harina de avena.

Para tortas de maíz y vaccinio

Use ½ taza de vaccinios frescos en lugar de la crema de manzana, reemplace la canela con pimienta inglesa, y adicione un toque de cáscara de limón rallada. Son buenos con almidón de maíz (que es más fino que la harina de maíz y requiere un horneado más lento para evitar que las tortas se resequen), arroz no pulimentado o harina de centeno.

Variaciones adicionales podrían incluir zanahoria rallada para reemplazar la calabaza, o tomates secados al Sol con calabacines rallados, orégano y albahaca para un sabor más salado.

Nota: me tomó un tiempo acostumbrarme a la idea de no comer pan con levadura, porque era lo que más deseaba cuando me estresaba (¡ese era el pitta en mí, en sobrecarga crónica!). He encontrado que en el curso de un año, mi paladar realmente dejó de desear pan con levadura y tortas azucaradas, mientras introducía una variedad de granos cocidos en mi dieta: en el desayuno caliente, cereales como la harina de avena, o mijo cocido con mantequilla de almendra (muy sabroso); y como platos de entrada o en cazuelas, usando granos tales como quinoa, amaranto, cebada, arroz, y harina de maíz gruesa para polenta. Preparar tortas utilizando la receta anterior ayudó a alejarme del pan con levadura, y ahora me gustan toda clase de alternativas tales como tortillas, saltines y cereales.

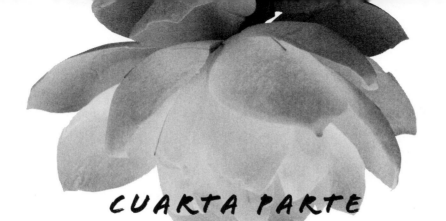

CUARTA PARTE

Crear una base
para el bienestar

Y si el tiempo trajera alegría,
y la vida conservara significado,
propósito y el amor por sí mismo,
¿qué sueños se atrevería a cumplir . . .?

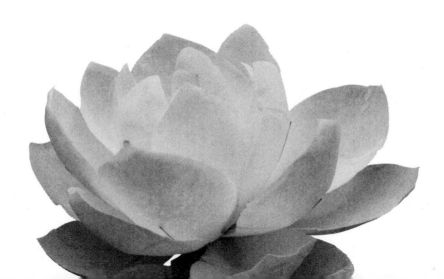

13

Alcanzar objetivos sanos

Ser claros en los objetivos es importante en el proceso de alcanzar metas, pero hay otros factores que a veces impiden la realización de esos objetivos mientras mantenemos el equilibrio ayurvédicamente. Confiamos tan a menudo en la excesiva fuerza de voluntad (energía "pitta") para cumplir nuestras metas, que al final causan desequilibrios tales como agotamiento y problemas médicos, y tal vez una posterior incapacidad para alcanzar esos objetivos de la misma forma. En un enfoque más balanceado, *cómo* cumplir el propósito es tan importante como alcanzarlo, disminuyendo la frustración y el estrés. En yoga, el estudiante aprende a sostener una postura con esfuerzo y concentración en lugar de lucha e irritación. Como en dicha disciplina, entre más entendamos las fortalezas y debilidades, mayor capacidad tendremos para usar esta información a fin de alcanzar los objetivos y conservar el bienestar y el equilibrio.

Buscar objetivos equilibrados

A veces realizar un objetivo es un misterio, porque hay ocasiones en que no sabemos cómo vamos a tener éxito. Además, algunos de nosotros hemos crecido con tendencias inconscientes que sabotean nuestro triunfo. La realización de un objetivo está afectada por nuestro entorno pasado y presente, las habilidades y, lo más importante, nuestro sistema de creencias. Por ejemplo, a menudo sabemos qué deberíamos hacer para mantenernos sanos (comer bien, hacer ejercicio, encontrar un equilibrio entre el trabajo y la diversión, etc.) y sin embargo una y otra vez fallamos en llegar a donde queremos estar. Particularmente con el manejo del peso, frecuentemente nuestra frustración acerca de pasados fracasos, y los sentimientos de vacío que la dieta origina, impiden que miremos más objetivamente la situación, en lugar de aprovechar el intelecto para crear soluciones duraderas.

Definir el objetivo es una parte importante en el mantenimiento del bienestar personal —es el primer paso en la creación de una base para un proceso de logro de objetivos equilibrado y sano—. En un mundo moderno lleno de presión a menudo fallamos en la elección de las acciones que nos dan lo que realmente necesitamos. Inconscientemente aprendemos malos hábitos, tales como no poner atención a lo que necesita el cuerpo físico y la psique emocional, o no construir una base de creencias personales que sirvan para nuestra salud y bienestar. En una época de recuperación, donde libros de "autoayuda" hablan de cómo adquirir técnicas para la curación personal, engullimos la información pero podemos fallar al integrarla; esto es, olvidamos darnos suficiente tiempo para crear un sistema de creencias personal, que permita a nuestros recién encontrados hábitos e intenciones convertirse en partes de nuestra vida.

Toma tiempo aprender nuevos hábitos. Necesitamos tener una estructura fuerte en el propósito para mantenernos enfocados y motivados. Desde un punto de vista más ayurvédico, la identificación de objetivos genera mejores resultados al tener en cuenta cómo cada uno alimentaría nuestra particular constitución (o le causaría desequilibrio). En realidad, hay ocasiones en que creemos que debemos desequilibrarnos para ganar una nueva habilidad o pieza de conocimiento que a la larga nos ayudará a mantener el balance.

Por ejemplo, yo pensaba que escribiendo este libro, podría alcanzar y mantener mejor el equilibrio en mi vida. Pero, para poder escribirlo tuve que cambiar mi enfoque en la carrera, lo cual significaba una alteración de mis finanzas mientras ganaba el tiempo, la confianza, los hábitos de trabajo y la capacidad para alcanzar mi objetivo. Debí atravesar un período de transición que a menudo era incómodo. Trate de minimizar la alteración de mis finanzas ahorrando suficiente dinero para "amortiguarme" antes de cambiar mi carrera, pero aún tenía que tratar la ansiedad del cambio. Sabía que de vez en cuando mis dudas me harían sentir preocupada y tensa, incitando al aspecto vata en mí a manifestarse como estrés. También sabía que mi tendencia a fijar objetivos agresivos y no dejar suficiente tiempo para el descanso y el proceso creativo (inflamando de este modo mi aspecto pitta), sería un factor a considerar. Y finalmente, me di cuenta que trabajar en casa aumentaría la probabilidad de que mi natural deseo kapha por la diversión desviaría mis intenciones.

De este modo, tuve que planear una estrategia para ganar nuevas habilidades, como escribir un manuscrito y prospecto para la editorial, y también aprovechar las existentes, como usar mis prácticas de ejercicio y meditación para manejar el aumento del estrés. Removí obstáculos, tales como comunicarme con la familia y amigos cuando estaba disponible para ellos y cuando necesitaba mi propio tiempo para pensar y escribir, además de trabajar tiempo parcial para mantenerme solvente financieramente. También tuve que crear un nuevo sistema de creencias, esto es, aumentar la confianza en mí misma, para estar lo suficientemente motivada y hacer algo que nunca antes había hecho. Esto requirió interactuar con personas conocedoras del yoga y el ayurveda, encontrar un agente para ver si podía publicar mi libro, considerar la posibilidad de autopublicación y conferencias, experimentar el libro mientras lo escribía para ver si mis creencias y pautas realmente funcionaban, y explorar alternativas y estrategias.

La única forma en que podía realizar una tarea tan compleja era dividir el proceso en pasos más simples. Sabiendo que demasiado estrés haría que mi imaginación y capacidad de escritura dejaran de fluir fácilmente, además de dispersar mi concentración, puse por escrito mis objetivos. Hubo ocasiones en que no podía ver cómo iba a finalizar, debido a los desequilibrios que tal objetivo invariablemente causaría en mi constitución. Aquí fue donde se hacía útil mi creencia en la lógica de balancear mi constitución ayurvédicamente, porque siempre podía regresar y replantear mi objetivo, si mi deseo de escribir el libro se convertía en una necesidad que entraba en conflicto con mis ideas centrales de tener suficiente descanso, no trabajar en exceso, y permanecer enfocada en las recompensas que llegarían al alcanzar mi meta.

Mi proceso de cambio me ayudó a entender cómo cambiar más conscientemente. Me di cuenta que entre más trabajaba con mis objetivos, más veía cómo mis experiencias pasadas y mi entorno ayudaron u obstaculizaron mi deseo de bienestar y equilibrio. Escribí mis metas y las dejé cambiar cuando empecé a crecer. Siendo más clara acerca de mis objetivos, pude ser más honesta con mis limitaciones y necesidades. Este proceso de entender cómo alcanzar una meta de una forma más equilibrada, limpió el camino para que mi intelecto contribuyera a mi evolución; también permitió que mi corazón hablara. El resultado fue una mayor capacidad para fijar un objetivo que identificaba lo que yo realmente necesitaba y quería.

Uno de mis más grandes avances en el aprendizaje de cómo fijar y alcanzar objetivos sanos, fue en el área de manejo del peso. Mi deseo de aprender más sobre el ayurveda y el equilibrio, se hizo muy compatible con lo que estaba aprendiendo acerca de mis relaciones emocionales con la comida, y cómo mi entorno y las experiencias pasadas influenciaron mi capacidad de sentirme cómoda con mis hábitos alimenticios y mi autoimagen. Como adulta, pude mirar atrás el final de mi adolescencia y el comienzo de mis veintes, hasta el tiempo en que sufrí mucho por un desorden alimenticio y baja autoestima. Pude reconocer, poco a poco, mis cicatrices y malos hábitos, y ver que al usar los conceptos ayurvédicos realmente me ayudaba a encontrar nuevas y más abundantes elecciones. Mis objetivos de buena salud y forma ya incluían la salud interior, y me volví más tolerante y buena en mi enfoque hacia los logros.

La tabla 7 es un planeamiento de manejo del peso que usa principios sanos para la realización de objetivos. El mismo proceso también puede ser aplicado en la reducción de estrés y otras metas de crecimiento personal. Otros procesos que ayudan en el logro de objetivos equilibrados, tales como aquietar la mente por medio de la meditación o desatando técnicas de pensamiento creativo a través de la imaginación, son descritos en los capítulos 14 y 15.

Los tipos de mente–cuerpo (doshas) que afectan mi constitución son:

_____ y _____

FÍSICO

1. Mi objetivo de manejo del peso: _____

2. Mis patrones alimenticios (ciclos de hambre) cuando estoy perdiendo grasa:

     Mañana _____

     Mediodía _____

     Tarde _____

     Noche _____

     Tarde en la noche _____

3. Plan de ejercicios: _____

_____

4. Prácticas nutritivas para calmar el hambre: _____

_____

MENTAL

1. ¿Qué podría perturbar mis objetivos de manejo del peso, y qué puedo hacer para hacer de mis metas una prioridad?

     Trabajo _____

Tabla 7: Planeamiento ayurvédico de manejo del peso

Personas en mi vida: _____

Ambiente en el hogar: _____

Valores personales: _____

Preferencias/patrones alimenticios: _____

Ejercicio: _____

Otro: _____

2. ¿Qué me ha impedido alcanzar mis objetivos de manejo del peso en el pasado? ¿En qué se diferencia mi enfoque de una perspectiva ayurvédica?

_____

_____

3. ¿Son realistas mis objetivos? ¿Qué metas puedo fijar que crea poder alcanzar?

_____

_____

4. ¿Cómo puedo ser alimentada mentalmente para apoyar mis objetivos de manejo del peso?

_____

_____

EMOCIONAL

1. ¿Qué vacío emocional siento actualmente en mi vida?

_____

_____

2. ¿Qué puedo hacer para recibir más amor en mi vida y no tener hambre emocional? ¿Qué actividades, además de comer, puedo hacer para sentirme satisfecho?

_____

_____

3. ¿Cuáles son mis necesidades básicas para sentirme bien y feliz cada día?

salud física	sentido de bienestar	buena digestión
seguridad económica	crecimiento personal	organización/precisión
belleza	hambre controlada	quietud/paz
libertad	diversión/aventura	calor/afecto
otro:		

ESPIRITUAL

1. ¿Qué agradezco cada día?

_____

_____

2. ¿Qué me mantiene conectado con mi sentido de bienestar y los demás?

_____

_____

NUEVAS CREENCIAS

1. Desarrollando nuevas habilidades de autonutrición puedo estar alimentada en todos los niveles, de tal forma que el hambre física se vuelva un aspecto normal pero no abrumador de la vida. ¿Qué otras creencias nuevas puedo adoptar?

_____

_____

_____

_____

14

⚮

Emplear la imaginación

Las estaciones nos recuerdan el ciclo natural de cambio: a medida que llegan y se van, podemos ser más conscientes de una situación cambiante, y apreciar la novedad, y liberarnos de lo que ya no sirve. Sin embargo, nuestras relaciones emocionales con la autoimagen, experiencias pasadas y el ambiente que nos rodea, a menudo hace difícil cambiar las relaciones con personas, lugares, hábitos, creencias y cosas, incluso cuando han indicado un cambio. Liberarnos emocionalmente de seres amados, o entender que un hábito cotidiano o patrón de vida ya no trae felicidad, es difícil cuando olvidamos que siempre hay nuevas relaciones, actividades y futuras perlas de sabiduría a ser encontradas para avanzar en la evolución como seres humanos. A menudo el cambio es considerado amenazante y dañino, especialmente cuando eventos anteriores en los años formativos establecieron un precedente para tener miedo al cambio. Sin embargo, el conocimiento reunido a través de interacciones con otras personas y nuestros propios sentimientos y pensamientos, alimenta este crecimiento y evolución. Así como el ciclo de las estaciones ocurre naturalmente, los cambios en la vida pueden tener el propósito de ayudarnos a ganar conocimiento, esperanza y una fuerza más flexible y tolerante.

Enfrentando el cambio

Al tratar de remover un obstáculo que impide alcanzar un objetivo, a menudo es útil poner por escrito exactamente cuál es el problema, y también escribir las posibles soluciones que podrían ser aplicadas si hay disponible una gran cantidad de recursos y elecciones. Nos dedicamos a lo que no podemos hacer, en lugar de enfocarnos en lo que podemos. A menudo nos limitamos y no vemos las elecciones disponibles. Quedamos estancados en viejos patrones por miedo, escepticismo o cansancio, que son respectivamente los aspectos desequilibrados de vata, pitta y kapha. Usar la creatividad e imaginación es el primer paso para descubrir nuevas y tal vez mejores formas de solucionar viejos problemas. Reemplazar los sentimientos de privación con posibles elecciones, puede guiar a la apertura de un nuevo sistema de creencias que apoye su deseo y consecución del equilibrio y una vida sana.

Solución creativa de problemas —el juego de "¿qué tal si?"

1. Si identificara un problema que actualmente está experimentando con respecto a su bienestar y pudiera empezar a resolver, ¿cuál sería ese problema?

_____

_____

_____

_____

2. Si pudiera cambiar su actual situación, ¿cómo se sentiría?

_____

_____

_____

_____

3. Si realmente pudiera visualizar lo que desea que ocurra, ¿cuál sería el resultado que le gustaría?

_____

_____

_____

_____

Emplear la
imaginación

4. Si tuviera recursos ilimitados disponibles para solucionar este problema de la forma más constructiva o gratificante, ¿qué recursos o habilidades adquiriría o cambiaría?

_____

_____

_____

_____

5. Ahora escriba posibles soluciones y divida en pasos lo que requeriría para implementar esas soluciones. Busque varias respuestas y escoja la que realmente lo satisfaga en todos los niveles.

_____

_____

_____

_____

_____

Crear herramientas para el cambio

Cuando definimos el equilibrio comenzamos a desarrollar una conciencia interior de lo que son nuestros ritmos personales de balance. Aunque los ritmos de cada persona son diferentes, todos buscamos reconocer y ocuparnos de los diversos tipos de hambre mientras se manifiestan en el cuerpo, los pensamientos y los sentimientos. Comprender el hambre nos da herramientas para el cambio.

Las siguientes son algunas hambres que comúnmente enfrentamos en la vida:

- Hambre fisiológica diaria, que nos incita a comer y sostener energía.

- Enfermedades causadas por desequilibrios en nuestros doshas o tipos de mente–cuerpo.

- Hambre emocional y el deseo de amor, alegría y compromiso.

- Deseo de crecimiento personal que alimenta nuestro espíritu.

Estas hambres nos originan necesidades diarias específicas:

- Movimiento/ejercicio físico para crear fuerza, flexibilidad y energía.

- Un claro pensamiento para alcanzar objetivos con realismo, simplicidad y satisfacción.

- Diversión/recreación creativa para experimentar alegría y jovialidad.

- Tiempo de tranquilidad para calmarse y liberar letargo, pesadez y estrés.

Cuando sacamos tiempo para desarrollar y usar herramientas para el equilibrio, podemos originar un cambio fundamental en nuestra constitución mente–cuerpo:

- Vata se transfiere del miedo, el nerviosismo e inquietud, a la creatividad, el valor, la fe, la confianza, la calma y la sabiduría.

- Pitta se transfiere de la intensidad excesiva y las expectativas poco realistas, a un enfoque más suave, relajado y menos agotador.

- Kapha se transfiere de una falta de motivación al logro constante de recompensas satisfactorias.

Las herramientas básicas que nos permiten crear activamente equilibrio en nuestra vida incluyen:

- La cocina ayurvédica para balancear el hambre y proveer bienestar físico y mental.

- Ejercicio físico regular para conscientemente crear energía.

- Establecimiento de objetivos como un mecanismo de autoexamen para eliminar obstáculos que impiden el crecimiento.

- Placeres simples y prácticas edificantes para mantener felicidad y alegría.

- Ejercicios de meditación y relajación para sostener el equilibrio.

Mientras disminuimos la resistencia al cambio, entendiendo cuál es nuestra verdadera hambre, vemos que ampliar conscientemente las elecciones crea abundancia. Si buscamos alimentar el hambre inconscientemente, a menudo lo hacemos de forma indirecta, estancándonos en los obstáculos del crecimiento, en lugar de enfocarnos en desarrollar las herramientas para el cambio. Fijar objetivos claros y visualizar las recompensas por los esfuerzos, limpia el camino para crear hábitos positivos que apoyan una base de bienestar para toda la vida, mientras cambiamos lo que "pensamos" que deberíamos hacer, por lo que sentimos que nuestro cuerpo, mente y sentimientos necesitan para una buena salud. A medida que disminuimos el ritmo de vida, e introducimos estas herramientas básicas para el cambio paso a paso, nos damos tiempo para hacer elecciones conscientes. Aprendemos nuevas habilidades para mejorar la capacidad de la constitución mental-corporal. Gradualmente construimos un entorno de apoyo a través de interacciones externas y creencias internas que nos dan lo que deseamos: equilibrio personal.

15

$\mathfrak{A}$

Reducción del estrés y relajación

Estoy segura de que todos hemos oído la expresión "un poco de estrés es bueno para usted". Necesitamos motivación para impulsarnos más allá de temores, dudas e inactividad. Todos necesitamos habilidades para tolerar el estrés creado por la vida moderna, pero más importante aun, debemos entender qué aspectos específicos de la vida crean motivación y regocijo, y qué aspectos nos empujan más allá del punto de comodidad. Ya que el estrés nos afecta de forma diferente, cada uno de nosotros tiene sus propios niveles de tolerancia de la tensión que perturba los niveles de buena salud y la sensación de bienestar. El estrés es un concepto relativo —lo que puede estimular a una persona podría agotar a otra—, y sin embargo hay formas de estrés que todos esperamos dominar, como tomar la responsabilidad personal de nuestro bienestar emocional, financiero y físico.

Hay algunos en el otro lado del espectro que parecen incapaces de manejar niveles básicos de expectativa aumentada, ignorando las necesidades de los demás, e imponiendo sus propios hábitos, creencias y necesidades inconscientemente sobre el nosotros. En un esfuerzo por encontrar el punto medio entre lo que necesitamos y queremos y lo que otros necesitan y desean, un objetivo importante en el manejo del estrés personal es ser más conscientes de lo que causa a cada uno el estrés, además de saber cómo las acciones podrían afectar a los demás. En otras palabras, equilibrar el estrés se convierte en el propósito diario de balancear las necesidades individuales con las de quienes nos rodean.

Cuando hacemos elecciones conscientes de lo que deseamos y requerimos, en lugar de reaccionar inconscientemente frente a las personas y nuestro entorno, aumentamos enormemente la capacidad para manejar el estrés y encontrar el equilibrio entre trabajo, descanso y diversión.

Sin embargo, el hecho de que el estrés sea un asunto subjetivo para cada persona, es a menudo ignorado mientras tratamos de acoplarnos en los patrones de otras personas y cumplimos las expectativas del trabajo, la familia y la sociedad. Miremos como ejemplo el lugar de trabajo. Si sus objetivos y creencias indican un curso de acción, y los de su supervisor o compañero indican otra dirección, el resultado es un mayor estrés. Si desea un enfoque más conservador en un proyecto, y su supervisor, compañero o a quienes usted dirige son más arriesgados o están decididos a tener éxito "a todo costo", sentirá los efectos de una mayor tensión mental, emocional y física mientras trabaja más duro para satisfacer los objetivos de otros. Por consiguiente, el estrés puede ser definido como estar tensionados entre lo que queremos hacer y lo que pensamos que deberíamos hacer. Desde una perspectiva ayurvédica, puede manifestarse como un desenfocado y miedoso vata, un pitta impulsado a logros excesivos, y el poco motivado kapha. También puede manifestarse como enfermedades, como se vio en el capítulo 4. A menudo tratamos de hacer demasiado en un día, o alcanzar objetivos establecidos por los demás. Terminamos poniendo una tensión en nuestro sistema nervioso, los órganos internos y la inmunidad a las enfermedades. A veces nos reprimimos por completo, perdiendo la capacidad de funcionar y hacer elecciones claras de cómo gastar nuestro tiempo. Recuperar un sentido de tiempo personal, y sentir que hay suficiente tiempo para realizar nuestros objetivos, es esencial para la reducción del estrés, y tener metas claras nos ayuda a permanecer motivados, enfocados y con un ritmo uniforme. Toma tiempo crear una base sólida; sin embargo, a menudo ocupamos gran parte del día en actividades que no alimentan nuestro bienestar, y pagamos el precio con tensión emocional, mental y física.

Muchos aspectos contribuyen a los niveles de estrés, incluyendo los cambios de vida y el crecimiento personal, fatiga emocional por sentirse privado o "subalimentado", además de la incertidumbre acerca del resultado de las acciones y los acontecimientos que nos rodean. El trabajo excesivo o la búsqueda desmedida de logros cobra su factura físicamente, ya que pensar en controlar el resultado de un trabajo o actividad puede quitarnos las pausas entre los esfuerzos, y de este modo el sentido de alegría, satisfacción, y la experiencia de una vida enriquecida. Estar inseguro por un acontecimiento o curso de acción futuro, y preocuparse por ello, también cobra su factura. Desde una perspectiva de la buena salud y forma, esforzarse por controlar el peso, el régimen dietético y los ejercicios puede ser agotador si tratamos de usar sólo el control, en lugar de un mayor deseo de bienestar en combinación con objetivos claros y recompensas tangibles. Usar el concepto de equilibrio, un punto medio entre la autodisciplina y los objetivos deseables y sanos, puede ayudar a mantenernos motivados hacia el bienestar. Una vez que entendemos lo que necesita nuestro particular tipo de mente–cuerpo para sentirnos motivados y felices, es más fácil hacer elecciones sanas de cómo utilizar nuestro tiempo, y reconocer los rasgos ayurvédicos de los demás, nos da una mayor conciencia y comprensión de lo que ellos esperan o necesitan de nosotros.

1. ¿Cuáles son las principales formas de estrés que siento en mi vida ahora?

_____

_____

_____

_____

2. ¿Sería posible utilizar más de mi tiempo para autoalimentarme, de tal forma que el equilibrio pueda darse más fácilmente, sin crear un sentido de autoprivación? (Para ver si su tiempo real empleado en una semana es congruente con lo que le gustaría utilizar, llene la siguiente lista).

¿Cuánto tiempo gasto cada semana en las siguientes actividades? ¿En cuáles áreas necesito más tiempo?

Carrera, vocación:

Dormir:

Familia:

Ejercicio:

Amigos, pasatiempos y recreación:

Trabajos rutinarios y obligaciones personales:

Trabajo de meditación y crecimiento personal:

Cocinar y comer:

3. Habiendo identificado de este modo áreas generales en mi vida en las que me gustaría pasar más tiempo, los siguientes son tres aspectos específicos de mi vida que desearía cambiar, de una excesiva obligación, lucha o autoexigencia poco realista, a objetivos positivos que ayudan a reducir el estrés y aumentar sentimientos de bienestar y equilibrio:

1. _____

2. _____

3. _____

Reducir el estrés

Un tiempo de "tranquilidad" crea un oasis de descanso en medio del estresante ritmo de la vida moderna. Tomar tiempo para relajar la mente conduce a más claros pensamientos, y una mayor capacidad para identificar necesidades y deseos esenciales, trayendo equilibrio y bienestar a la vida. Descansar de la sobreestimulación (tráfico, televisión, comida rápida, ritmo de trabajo, etc.) hace que haya una menor tensión en el cuerpo y el hambre física; y debido a que la mayoría de nosotros hemos aprendido a consolarnos con comida, podemos disminuir el hambre reduciendo situaciones que causan un aumento del estrés (y el hambre de relajación).

Tener un tiempo tranquilo para meditar, disfrutar la soledad personal, descansar y dejar a un lado las preocupaciones y expectativas, puede con la práctica empezar a influenciar positivamente la forma en que el "mundo exterior" afecta nuestra paz interior. Ya sea que esté dedicando tiempo para placeres simples como leer un periódico, dar una caminata o disfrutar una comida —o desarrollar hábitos más específicos de contemplación, ejercicio consciente y autoalimentación (incluyendo el tiempo para sentarse tranquilamente)— usted puede crear costumbres preventivas y restaurativas que ayudan a recuperar esos sentimientos de equilibrio y bienestar que las exigencias de la vida moderna tienden a corroer. A continuación hay tres ejercicios de relajación que puede hacer todos los días para contribuir a su base de equilibrio.

Tiempo de silencio o meditación

Sentarse tranquilamente es difícil para la mayoría de occidentales, porque somos impacientes y no estamos dispuestos a experimentar la transición de la intranquilidad, la ocupación o el aburrimiento, para recibir los beneficios de la quietud. Observar que hay una miríada de maestros, estilos y objetivos para escoger cuando consideramos la meditación, un propósito común de todas las prácticas meditativas es darnos suficiente tiempo para ser conscientes de nuestras verdaderas necesidades, y además ir más allá de los pensamientos hasta un lugar de relajación y quietud.[15] Crear una práctica de meditación es un proceso muy personal, y tal vez desafiante para quienes tratan de reducir el estrés. Los siguientes son algunos consejos para incluir activamente tiempo de tranquilidad en su rutina diaria:

- Comience sentándose tranquilamente durante diez minutos, con los ojos cerrados, en un lugar sin distracciones, preferiblemente en la mañana, antes de que quede "atrapado" en sus actividades cotidianas, o tal vez antes de la cena.

- Amplíe el tiempo a veinte minutos, y si es posible haga esto en la mañana y la noche. Si no puede meditar en la mañana, sería beneficioso un descanso a la hora del almuerzo (una caminata o una siesta) o antes de la cena. Si empieza a meditar y se queda dormido, probablemente necesitaba el descanso. Trate de reanudar su sesión después de su siesta. También es bueno acostarse después de una meditación y absorber la tranquilidad que ha introducido en sus pensamientos y su fisiología.

- Algunas escuelas de pensamiento sugieren meditar antes de acostarse para dormir con la mente calmada. De cualquier forma, es muy beneficiosa una práctica meditativa regular unos minutos al día. Ayuda a tranquilizar una mente ocupada, liberarse de las preocupaciones y tensiones acumuladas durante el día, relajar el cuerpo, y ayuda a que nos acostumbremos a sentir tranquilidad a lo largo de la rutina diaria.

Meditación guiada (reclinación)

Acuéstese en el piso o la cama con las manos a los lados y las palmas abajo. Cierre los ojos y concéntrese por unos momentos en su respiración, permitiendo que sus pulmones y estómago se llenen lentamente con aire. Luego libere la respiración, emitiendo con la voz "ahhhhhh" si lo desea. Mientras respira normalmente, visualice una abertura en el tope de su cabeza (la coronilla), como si la energía pudiera fluir libremente dentro de ella y a través de su cuerpo. Imagine esta energía entrando y relajando todos los pensamientos, músculos, ligamentos, tendones y órganos. Guíe la energía por su cuerpo tres veces:

Primera: a través de la coronilla, bajando por los oídos, el cuello, hombros, brazos y finalmente a través de las yemas de los dedos, relajando cada área mientras se concentra en ella;

Segunda: a través de la coronilla, bajando por la frente y ojos, nariz, boca, mentón, garganta, corazón, pulmones, barriga, ingle, muslos, rodillas, pies y finalmente a través de los dedos, y;

Tercera: a través de la coronilla, bajando por la parte posterior de la cabeza, a lo largo de la base del cráneo y el cuello, por la columna vertebral, la parte posterior de las piernas y los talones.

Descanse en esta pacífica pesadez unos momentos, sintiendo la fuerza de la gravedad sobre el piso, y luego muévase lentamente hacia arriba. Esta es una gran forma de empezar el día antes de levantarse de la cama, y una manera descansada de terminar el día cuando se vaya a acostar. Mis agradecimientos al maestro Chen, profesor de Chinese Soaring Crane Qigong, por enseñarme este simple pero efectivo ejercicio.

Imaginación autoguiada

Escoja un objetivo que le gustaría realizar, relacionado con su buena salud y bienestar. Después que haya encontrado un lugar pacífico al sentarse tranquilamente, o luego de haber terminado la meditación de reclinación, concéntrese en este objetivo y cómo se sentiría al realizarlo y recibir las recompensas de sus esfuerzos. Esta práctica afirmante y motivadora lo mantendrá en contacto con lo que su corazón realmente desea, y lo ayudará a desarrollar la creatividad para convertir en realidad su deseo.

Conservar la paz

Llevar de nuevo nuestra vida cotidiana a un sentimiento de motivación energizada en lugar de logros estresantes es un asunto de elección —podemos hacer conscientemente pequeñas elecciones cada día, que se apilarán unas a otras como escalones, o elecciones inconscientes que pueden o no guiar a un sentimiento sostenido de equilibrio—. Cuando empiece a notar las diferentes formas de estrés en su vida, tal vez se sorprenda de la gran tensión que inconscientemente lleva consigo a lo largo del día. Mientras somos más conscientes del estrés, podemos aprender a:

- Identificar formas de estrés específicas para poder tratarlas de manera productiva y atenta.

- Usar las técnicas de meditación consistentemente, para permitir que la mente y el cuerpo se relajen. La meditación es beneficiosa para todos los tipos de mente–cuerpo. Si queremos, podemos tomar suficiente tiempo en medio del vaivén de la vida moderna para darnos descanso y relajación, de tal forma que podamos ser conscientes de lo que realmente necesitamos para alimentar nuestro tipo de mente–cuerpo.

- Hacer ejercicio regularmente para aliviar el estrés acumulado, y darle al cuerpo y la mente una oportunidad para respirar. Ejercitarse conscientemente trae buena salud y forma a nuestro cuerpo físico, la mente y el espíritu.

- Ser más conscientes de la variedad de prácticas edificantes específicas para nuestro tipo de mente–cuerpo, que ayudan a mantener el equilibrio, y gradualmente introducen estos nuevos y más sanos hábitos a la vida cotidiana.

- Desarrollar objetivos claros y sanos para reducir las preocupaciones, mejorar el enfoque de las cosas, y crear un ritmo de cuidado personal.

A medida que adquirimos práctica en hacer conscientemente elecciones edificantes, somos inconscientemente más aptos para llevar una vida que ofrece menos estrés, objetivos más sanos y mayor abundancia. Reducir el estrés ayurvédicamente no sólo se trata de evitar esas situaciones que nos causan excesivo cansancio y preocupación; es un proceso de ganar nuevas habilidades para ayudarnos a desarrollar un instinto más fuerte, a fin de crear y mantener una buena salud. Requiere trabajo adquirir nuevas capacidades, pero tendemos a hacer el proceso aun más difícil enfocándonos en lo que consideramos un gran cambio, en lugar de entender que ese cambio puede ocurrir en pasos pequeños e invitados.

Ya hemos discutido que tener una comprensión de la constitución personal nos ayuda a entender las necesidades básicas para la salud y el bienestar; más específicamente, hemos hablado de cómo las elecciones alimenticias y el apetito son afectados positivamente por una conciencia del impacto de la comida en nuestro bienestar físico y emocional. También hemos aprendido que empleando la imaginación abrimos la mente a abundantes elecciones, y en este capítulo hemos examinado tres ejercicios simples para empezar a traer a la vida momentos de relajación regularmente. El capítulo 16 muestra diversos ejercicios físicos que ayudan a aliviar el estrés, el capítulo 17 explica con detalles el concepto de cuidado personal, y el capítulo 18 usa los principios del logro de objetivos sanos para ayudarle a configurar pasos específicos que desea dar para crear su propia base del equilibrio.

16

Ejercicio balanceado

Como hemos visto en los capítulos anteriores, podemos cambiar la composición del cuerpo de almacenamiento a eliminación de grasa, a través de una combinación de ejercicio y alimentación consciente. La mayoría de personas intentan "estar a dieta", lo que a menudo significa limitar la ingestión calórica hasta el punto de disminuir el metabolismo corporal y hacerlo menos eficiente en la quema de calorías.

En un programa balanceado de manejo del peso, el objetivo es aumentar la capacidad del cuerpo para quemar grasa sin crear un abrumador sentido de privación física y emocional, mientras se pone atención a hambres profundas que podrían afectar negativamente sensaciones de bienestar y apetito sobreestimulado. Si la grasa es quemada moderadamente, el cuerpo no creará señales de hambre que aumentan el apetito hasta el punto de comer excesivamente o para alivio emocional.

Ingerir cantidades excesivas de azúcar también puede afectar la capacidad del cuerpo de convertirla en energía utilizable y no almacenada, ya que los niveles excesivos de insulina (necesaria para metabolizar el exceso de azúcar) pueden insensibilizar la capacidad del cuerpo de quemar las calorías del azúcar eficazmente. Mantener el equilibrio con la proporción masa–grasa, es apoyado enormemente por una combinación de ejercicio, la dieta ayurvédica que equilibra el apetito, técnicas de relajación, y otras formas de alimentación que calman el cuerpo y la mente además de proveer una mayor fuente de energía.

Una rutina balanceada para la buena salud y un buen estado físico incluye tres aspectos básicos: *fortaleza musculoesquelética, capacidad cardiovascular y flexibilidad*. A menudo las personas que hacen ejercicio en gimnasios se concentran en el desarrollo de fuerza muscular sin flexibilidad o resistencia cardiovascular, pero eso ha empezado a cambiar con la introducción de una variedad de clases, ejercicios con bicicletas y aparatos diseñados para incitar ritmos cardiacos consistentemente elevados, sesiones en grupo que enseñan diversos ejercicios de estiramiento e incluso hatha yoga. Aún hay personas que no entienden que la ganancia de fuerza muscular estará limitada sin un buen programa de estiramiento, y que un corazón sano es tan importante como unos protuberantes bíceps. Muchas mujeres no incorporan el entrenamiento de fuerza en sus ejercicios porque temen "volverse voluminosas", y de este modo pierden la oportunidad de aumentar la densidad ósea a través del uso de pesas. Es particularmente molesta la forma en que algunos instructores de yoga afirman que el entrenamiento con pesas afecta adversamente la flexibilidad mental y muscular, y que el ejercicio cardiovascular es una pérdida inconsciente de tiempo. La ironía es que los aspectos fundamentales de fuerza, capacidad cardiovascular y flexibilidad son lo mismo, sin importar qué forma de ejercicio hagamos, esto es, entrenamiento con pesas, haciendo aeróbicos o tomando clases de yoga.

Las bases del ejercicio son muy compatibles con los fundamentos del enfoque ayurvédico. No es que el yoga sea mejor, aunque practicado en forma correcta, aumenta la fuerza, la flexibilidad y la capacidad cardiovascular, además de enfocarse específicamente a la salud más "interna" de órganos, tejidos, e incluso el bienestar mental y emocional. El yoga tiene gran atractivo para occidentales insatisfechos con su rutina de ejercicios, porque es practicado de una forma más atenta; es decir, los ejercicios son enseñados con la intención de hacer que el estudiante se concentre en músculos específicos que están siendo usados, la respiración que se genera y las áreas de tensión que necesitan relajación. Aunque esto no es diferente a lo que hace un entrenador de pesas cuidadoso, quien usa la capacidad pulmonar y la respiración para mejorar el desempeño durante un levantamiento; quien se concentra en los músculos específicos que están siendo entrenados y en la forma en que trabajan y se desarrollan en relación con otros músculos, órganos y tejido conectivo del cuerpo; y quien debe estirar activamente los músculos que son trabajados, de tal forma que la fuerza ganada no sea disminuida por dolor o tiesura. Hay personas obsesionadas con tener cuerpos delgados, y pasan innumerables horas en clases de "aeróbicos" o en máquinas para ejercicios cardiovasculares. También hay quienes incorporan el ejercicio cardiovascular como parte de una rutina completa, y aquellos que corren, montan en bicicleta y bailan aeróbicamente porque les da una sensación de movimiento, alegría y realización. Un corredor necesita las mismas cosas que un estudiante de yoga: capacidad pulmonar además de músculos flexibles y fuertes para una buena alineación y eficaz desempeño. ¿Correr es una actividad tan consciente como el yoga? Todo depende de quién lo hace. Una persona puede obsesionarse con algo —incluso el yoga—. Un atleta trabaja por un rendimiento óptimo, lo cual significa ir más allá de los límites y sintonizarse con lo que el cuerpo puede o no hacer. Una práctica de yoga también puede ayudarnos a enfrentar nuestras limitaciones y trabajar con el cuerpo para desarrollar una mayor respiración y capacidad. Tal vez si entendiéramos mejor los principios comunes inherentes en cualquier ejercicio, estaríamos más informados de los múltiples beneficios de un ejercicio particular.

Cada uno de nosotros necesita fuerza muscular y flexibilidad para una buena alineación de la columna vertebral y la capacidad para desarrollar tareas (ya sea levantar objetos livianos o pesados). Todos necesitamos actividad cardiovascular para mantener oxigenada la sangre, combinada con alimentos sanos para conservar las arterias limpias y un metabolismo fuerte. Todo ejercicio puede ser hecho de forma consciente, poniendo atención a lo que le pedimos a nuestro cuerpo que haga, qué efectos tienen estas acciones sobre otros músculos, órganos y nuestro estado mental, y por qué. Y cualquier ejercicio, incluso el yoga, puede ser hecho excesiva o incorrectamente, creando la posibilidad de una lesión y frustración. Personalmente, he encontrado que mis deportes competitivos y el entrenamiento con pesas me han ayudado a desarrollar una gran capacidad pulmonar, apoyando enormemente mi práctica de yoga que requiere que mantenga la respiración fluyendo y use los pulmones completos, no sólo respirando superficialmente desde la parte superior de ellos. Gracias a los deportes he desarrollado la sensación natural de la necesidad de tomar respiraciones largas y profundas a través de la parte posterior de la garganta para aumentar la energía y por consiguiente el rendimiento. A su vez, el yoga me ha enseñado a respirar más uniformemente en mi vida cotidiana, siendo más consciente de cómo sostengo la respiración cuando estoy tensa, molesta o miedosa.

El yoga señaló algunos de los desequilibrios en la flexibilidad y fuerza que habían sido causados por mi entrenamiento con pesas y por correr, y a su vez mi práctica de yoga fue mejorada enormemente por mis años de entrenamiento atlético que me dieron la conciencia, el control de los músculos y la respiración. Todo ejercicio, no sólo el yoga, es mejorado con esfuerzo constante; así como las actividades de buena salud y forma pueden alimentar a una persona en muchos niveles si se desarrolla una conciencia de cómo el ejercicio está impactando otros aspectos de la salud física, mental y emocional. Los principios de equilibrio no son únicos para las posturas del yoga, pero suelen ser enseñados más conscientemente que en otras formas de ejercicio, y una conciencia de ellos puede ayudarnos a desarrollar un mayor entendimiento de los principios inherentes del equilibrio, que pueden ser encontrados en otros ejercicios para la buena salud y forma.

Examinemos algunos de los fundamentos del entrenamiento de fuerza, cardiovascular y de flexibilidad, observando su similitud con principios ayurvédicos y de yoga que forman la columna vertebral del equilibrio.

Entrenamiento de fuerza

1. El entrenamiento de fuerza estimula el metabolismo del cuerpo en un nivel muy esencial —almacenamiento de glicógeno— cambiando las mitocondrias de las células a un modo de eliminación de grasa y no almacenamiento. También aumenta el metabolismo, lo cual mejora la capacidad del cuerpo de utilizar el alimento para energía más inmediata. (El yoga se enfoca en la respiración, que oxigena la sangre y es el mecanismo fundamental para que el cuerpo gane energía).

2. Si es hecho correctamente, el entrenamiento con pesas promueve el equilibrio entre el pecho, la espalda y las piernas, concentrándose en la fuerza del tronco del cuerpo. (El ayurveda nos pide saber y entender nuestra particular

configuración mente–cuerpo, de tal forma que podamos activamente dar pasos constantes para nutrir nuestra constitución y mantener el equilibrio personal). El entrenamiento de fuerza también ayuda significativamente a conservar la densidad ósea mientras envejecemos (así como entender lo que necesitamos ayurvédicamente nos ayuda a mantener la vitalidad y el equilibrio, incluso cuando atravesamos desafíos personales).

3. Entrene desde el "centro" del cuerpo (el área de la cadera) hacia las extremidades, no a la inversa. Como un árbol, tener un tronco fuerte da una mejor alineación y ayuda a sostener los miembros. (Igualmente, una práctica ayurvédica está basada en la conciencia de lo que una persona realmente necesita en relación con su configuración mente–cuerpo específica. El yoga se enfoca en desarrollar la fuerza y flexibilidad de la columna vertebral, que es el eje del movimiento y la alineación. También se concentra en desarrollar fuerza y flexibilidad mental, ya que los pensamientos son la base de nuestras acciones).

4. Los tres principales grupos musculares (pecho, espalda, piernas) deben ser entrenados con equilibrio, usando levantamiento de pesas además de estiramiento, ya que un músculo es fuerte al ser también flexible. Cuando sólo entrenamos lo que es fácil, el grupo (o grupos) muscular más débil se vuelve aun más débil en proporción a los músculos fuertes. A menudo lo que tememos o evitamos es lo que más necesitamos entrenar para crear puertas al equilibrio. (El ayurveda y el yoga nos piden que desarrollemos la conciencia necesaria para entender lo que necesitamos, y luego crear una práctica consistente para tratar esas necesidades de una forma sana y constructiva).

5. Usted puede construir un músculo desarrollando las fibras de rápido estiramiento trabajando con mucho peso, y desarrollando las fibras de estiramiento lento por medio de más repeticiones con menos peso. El tejido muscular es construido haciendo que el cuerpo levante un peso ligeramente mayor al que está acostumbrado, creando pequeños rasgones en los tejidos. Mientras el cuerpo repara estos microrasgones, crece músculo y por consiguiente la fuerza. (En el equilibrio ayurvédico, aprendemos a remover antiguos hábitos y creencias que ya no sirven, a fin de crear un espacio para nuevas ideas y una mayor y más consciente abundancia).

6. Un corredor de velocidad tiene más fibras de estiramiento rápido que un especialista en larga distancia, cuyo énfasis es la resistencia y no la velocidad. Para ayudar a crear un físico balanceado hay que combinar la técnica explosiva del levantamiento pesado con la técnica metódica de pesos más livianos. (En el equilibrio ayurvédico algunos cambios son hechos más fácilmente que otros, y la paciencia es una de las mejores herramientas para realizar cambios positivos y duraderos con práctica y consistencia).

7. Quienes entrenan con pesas en nivel medio y avanzado pueden dividir sus días entre "pesados" (más peso, menos repeticiones) y "livianos" (menos peso, más repeticiones). Estos últimos dan descanso a articulaciones, tendones y ligamentos mientras queman más calorías, y los pesados dan más tiempo de descanso entre series y más tonalidad a los músculos. (En clase de yoga, una de las más significativas ganancias en flexibilidad pueden llegar cuando un estudiante está cansado o físicamente sin su máximo potencial. Un estudiante que no se fía de la cualidad pitta de fuerza de voluntad para forzar cambios, usualmente por defecto permite que el cuerpo se relaje en la posición con menor resistencia —y de ese modo aumenta la flexibilidad—).

8. En el entrenamiento con pesas, determinar qué áreas necesitan más trabajo ayuda a crear una estrategia para mejorar las partes más débiles del cuerpo. (En el ayurveda, el practicante puede ver más objetivamente lo que su constitución necesita, y por consiguiente hace elecciones más conscientes que a su vez brindan bienestar en niveles más profundos).

9. Levantar pesas puede ser similar a una práctica de yoga cuando la concentración y la intención se combinan para crear una serie de posturas en movimiento mezcladas con períodos de descanso. El crecimiento muscular (aumento de fuerza) ocurre si hay suficiente descanso entre ejercicios, justo como resulta un marco mental meditativo cuando hay descanso entre momentos de esfuerzo (ya sea levantamiento de pesas, una postura yoga o la vida cotidiana).

Ejercicio cardiovascular

1. Cualquier forma de movimiento (caminar, montar en bicicleta, nadar, trotar, bailar, etc.) que incremente el ritmo cardiaco a aproximadamente el 60-80 por ciento del máximo, durante un período no menor a veinte minutos ni mayor a sesenta, es considerada aeróbica y beneficiosa para quemar grasa. El ejercicio anaeróbico, como el entrenamiento con pesas, aumenta el potencial del corazón para hacer más trabajo en períodos cortos, y usa glicógeno en lugar de grasa como su principal fuente de combustible. Si usted puede seguir una conversación mientras está haciendo ejercicio, sin jadear, probablemente se encuentra en un estado de quema de grasa. En el entrenamiento aeróbico, más rápido no es necesariamente mejor; lo que ayuda es un ritmo moderado durante un período de tiempo sostenido.

Igualmente, en el crecimiento personal algunos cambios toman tiempo. Si estamos tratando de cambiar el apetito, desde el hambre extrema hacia un balance, debemos tratar el desequilibrio que causa el hambre. Comer ayurvédicamente ayuda enormemente a sentirnos bien alimentados, lo cual afecta positivamente el estado mental y contribuye en el alivio de sentimientos de hambre emocional y privación. Al igual que el ejercicio cardiovascular, el ayurveda busca cambios pequeños, sucesivos y sostenibles a través del tiempo.

2. A menudo las personas que corren, montan en bicicleta o toman clases de aeróbicos, dejan que su respiración sea una derivación del deseo de moverse, en lugar de que sea el punto focal del movimiento. El yoga se enfoca en expandir conscientemente los pulmones y aumentar nuestra capacidad de respirar. Si nos concentramos en exhalar cuidadosamente, los pulmones responderán instintivamente y tratarán de llenarse. Eventualmente, la respiración yoga se convierte en una respuesta muy natural, afectando positivamente la respiración en todas las formas de ejercicio y en la reducción del estrés.

3. El ejercicio cardiovascular al aire libre puede darnos recreación, que es un gran liberador de estrés y fuente de alegría. Como lo hemos discutido anteriormente, alimentarnos en todos los niveles es importante en la creación de sentimientos de bienestar y abundancia, y las actividades que nos permiten

"respirar" (literal y metafóricamente) nos ayudan a "aligerar" y liberar pensamientos pesados. Introducir una variedad de ejercicios cardiovasculares en su rutina, le ayudará a evitar el uso excesivo de articulaciones y músculos. Si encuentra que se está volviendo emocionalmente dependiente de ciertas formas de ejercicio —incluso el yoga— para tener un sentido de bienestar, puede estar creando un desequilibrio. A veces practicantes de yoga bien intencionados se vuelven demasiado serios en su búsqueda de crecimiento espiritual; a veces los usuarios de gimnasios toman muy literalmente la filosofía de "sin dolor no hay ganancia". El crecimiento inconsciente usualmente significa que crecemos en un área (mientras causamos un desequilibrio en otra), pero cuando somos más conscientes de nuestras acciones y sus repercusiones, empezamos a hacer elecciones más completas que afectan positivamente nuestra vida. En el ejercicio cardiovascular, un corazón sano es el foco; en el yoga, la respiración es vida.

Flexibilidad

1. Realizar posturas de hatha yoga regularmente ayuda a darle al cuerpo flexibilidad y fuerza balanceada, aumenta la respiración, y enseña concentración a través de un enfoque relajado. Cada postura afecta al cuerpo de forma diferente, y pueden ser usadas para alimentar tipos de mente–cuerpo particulares. Hay muchos estilos de yoga que se ajustan a diferentes necesidades e intereses: algunas escuelas enfatizan sostener posturas por varios minutos, usando apoyos tales como correas y almohadas para facilitar la posición; otras son más atléticas e implementan el uso de posturas más vigorosas en un "flujo" o secuencia. Sin embargo, otras clases varían su enfoque de sesión a sesión y enseñan una combinación de posturas vigorosas y suaves.

2. Los programas de certificación para maestros de yoga son aún muy inconsistentes de un sitio a otro, así que depende del estudiante encontrar instrucción calificada. Algunos instructores se enfocan en los aspectos más edificantes de las posturas, con énfasis en el crecimiento emocional y espiritual. En contraste, algunas escuelas son casi militaristas, enseñando de forma estricta o dependiendo de rutinas específicas que son enseñadas en

repetición. Hay algunos centros de yoga que usan la técnica del "cuarto caliente", poniendo a veces la temperatura del salón a más de 100 grados F (para ayudar a la capacidad del cuerpo de liberar tensión física y ayudar a que la mente desarrolle enfoque e intensidad). Si usted es una persona tipo pitta, puede ser atraído por estas intensas formas de yoga, lo cual podría realmente causar más desequilibrio debido al intenso calor y la dependencia de la fuerza de voluntad. La exposición a diferentes formas de yoga es por consiguiente beneficiosa si usted es un principiante, de tal forma que pueda hacer una elección más informada de cuál tipo de clase le conviene. A menudo las necesidades del yoga cambian; a veces requerimos de una clase vigorosa como ayuda para trabajar obstáculos, y en ocasiones es necesario un enfoque más edificante para curar una herida emocional. El mejor juez de sus necesidades es usted mismo.

3. Haga estiramiento y calentamiento antes de empezar cualquier ejercicio, y de cinco a diez minutos de estiramiento después del ejercicio. De esta forma, evitará lesiones musculares antes de empezar, y también obtendrá los máximos beneficios del estiramiento al final de su entrenamiento, cuando su cuerpo está más caliente y probablemente más relajado del esfuerzo físico. Si es posible, trate de sostener los estiramientos al menos uno o dos minutos. Si no puede durar ese tiempo, puede estar tratando de forzarlos a un lugar de extrema incomodidad. En una escala de uno a diez, con diez siendo lo más difícil, intente un lugar en el estiramiento que se sienta como seis o siete, de tal forma que la incomodidad sea manejable.

4. Use su respiración para crear mayor flexibilidad. Inhale lo más profundo posible, a fin de producir suficiente energía para trabajar el músculo durante el estiramiento, y aumente la posición del estiramiento mientras exhala, creando un ritmo respiratorio a la vez que sostiene el estiramiento, y exhalando mientras lo profundiza un poco más. Use pequeñas modificaciones e incrementos cuando profundice el estiramiento. A veces éste ocurre en su cabeza, cuando sus pensamientos se acostumbran a la idea de poder aflojar cierta parte del cuerpo. El cuerpo finalmente sigue la mente, y permite que el estiramiento físico se dé cuando esté listo.

Observe si está pidiéndole a su cuerpo que se estire, o a los músculos que se aflojen. Sea dócil consigo mismo, pero firme (y no exagere el estiramiento); esos músculos realmente quieren aflojar, incluso si protestan en el proceso.

Gimnasios y centros de ejercicios

Hay muchos factores a considerar cuando se va a ingresar a un gimnasio, siendo obvios el costo y la proximidad al hogar o lugar de trabajo. ¿Tiene el club o gimnasio una variedad de clases y programas para mantener el ritmo con sus cambiantes necesidades a través del tiempo? ¿Qué tipo de instrucción le darán? ¿Los instructores están calificados por un programa de certificación reconocido nacionalmente? ¿Hay un espacio adecuado para estiramientos, y lugares para relajar la mente y el cuerpo además de estar motivado?

Los clubes de salud y gimnasios proveen un incentivo para ejercitarse, incluso en esos días en que uno podría fácilmente ir directo a casa después de salir del trabajo, para finalmente quedar postrado en el sofá. Saber que habrá amigos presentes, adoptar una rutina sana (que el cuerpo empieza a pedir con el tiempo), tener un lugar agradable para recrearse y liberar tensiones, son beneficios que pueden dar los sitios especializados en la buena salud y ejercicio. Es importante que sea honesto consigo mismo y admita si un club, o gimnasio no es apropiado para usted; en otras palabras, el hecho de que piense que debería hacer algo no significa que lo hará, especialmente si la rutina o el lugar con el tiempo no le brinda comodidad. Siempre hay un período de incomodidad cuando empezamos un nuevo hábito, pero también tiene un instinto que le dirá si la rutina de ejercicios o el lugar son ideales para usted. Al igual que con la mayoría de elecciones que hacemos en la vida, tome su tiempo para experimentar lo nuevo, y también flexibilidad para cambiar si el programa o lugar no es apropiado para usted. Lo importante es continuar con el ejercicio, explorando nuevas opciones cuando sea conveniente; y recuerde que el placer es un gran motivador para mantenerse en forma y con buena salud en su vida.

Crear un programa de ejercicios

Hay muchas variables a considerar al crear una rutina de ejercicios: sus objetivos, cuánto tiempo tiene disponible, qué disfruta hacer (versus lo que siente que necesita hacer, lo cual afecta la motivación), los lugares y la instrucción que tenga a su disposición, y su actual condición física. Hacer al menos treinta minutos de ejercicio a la semana es un buen comienzo. He atravesado diferentes fases en mi vida, en las cuales he utilizado los tres fundamentos del ejercicio (la fuerza, el acondicionamiento cardiovascular y la flexibilidad). Siendo más joven era una atleta competitiva y me enfocaba en ejercicios cardiovasculares tales como el baloncesto y correr; luego practiqué fisiculturismo (mientras seguía haciendo estiramientos y ejercicio cardiovascular), y después adopté el hatha yoga como la forma predominante de ejercitarme. Ahora hago las tres disciplinas, encontrando que un par de sesiones en el gimnasio levantando pesas ayudan a liberar la intensidad pitta, mientras algunas clases de yoga tranquilizan al nervioso vata y la bicicleta o la caminata le permiten a mi aspecto kapha recrearse y divertirse. Sin importar la forma o formas de ejercicio que escoja, recuerde introducir los tres fundamentos para tener músculos fuertes y flexibles y un corazón sano.

De acuerdo a *Perfect Health*, de Deepak Chopra, diferentes tipos de cuerpo son alimentados con distintos ejercicios.[16] Personas con mucho vata en su constitución obtienen buenos resultados con ejercicios que les permitan tener erupciones de energía sin cansarse rápidamente. Las clases de yoga y aeróbicos son beneficiosas, además de las caminatas cortas y el paseo suave en bicicleta. Desde el punto de vista de la buena salud y forma, los tipos vata no son particularmente atraídos por el uso de pesas, ya que puede parecerles demasiado arduo, aunque su fragilidad sería favorecida por ejercicios de esta clase, al aumentar la densidad ósea y la fuerza. Si no es atraído por una sesión corta de entrenamiento con pesas, ciertas posturas del yoga pueden ayudarle a crear fortaleza y capacidad cardiovascular. La atmósfera de las clases es buena para los vatas, quienes se benefician de la camaradería de los compañeros y la enfocada instrucción de un maestro que puede evitar que los tipos vata exageren y excedan límites.

Los tipos pitta prefieren los desafíos y tienen una resistencia moderada. Esquiar, caminar rápido, trotar y nadar son buenos ejercicios, pero las personas influenciadas por pitta deben tener cuidado de no ser demasiado competitivas debido a su espíritu de lucha. Frecuentemente los pittas se fuerzan a hacer ejercicio, pero encuentran placer en sus esfuerzos, aunque les gusta tener un sentido de realización. Los ejercicios que tranquilizan y liberan intensidad son muy edificantes para pitta; actividades más agresivas como levantar pesas son mejoradas si se desarrollan con un enfoque más meditativo y consciente.

Las personas tipo kapha están mejor equipadas para ejercicio moderadamente pesado, y el entrenamiento con pesas, correr, clases de aeróbicos y remar son actividades buenas para mantener la masa muscular mientras se quema grasa. Los kaphas son orientados a la resistencia y aumentan el rendimiento cuando incluyen entrenamiento de flexibilidad y equilibrio. Sudar es bueno para ellos porque les ayuda a liberar el exceso de grasa y agua.

Chopra nos recuerda que el yoga ofrece posturas buenas para los tres tipos de mente–cuerpo, así como *Ayurvedic Cooking for Westerners,* de Amadea Morningstar, muestra comidas nutritivas y sabrosas para todas las constituciones. Su libro, y otros que están listados en la sección de bibliografía, son excelentes fuentes de rutinas del yoga diseñadas para nutrir ayurvédicamente el cuerpo, la mente y el espíritu. En la tabla 8 también hay algunas posturas para aumentar la fuerza y flexibilidad de la espalda. Sin embargo, un libro no sustituye la instrucción en una clase. No sólo se beneficiará de ver otros estudiantes más experimentados haciendo las posturas, también tendrá correcciones e indicaciones específicas pertinentes a usted, sin mencionar el apoyo de los compañeros, quienes también buscan crecimiento y capacidad por medio del yoga. En lo mejor de ambos mundos, puede empezar a desarrollar la capacidad de escuchar lo que necesita su particular constitución, mientras se beneficia de la instrucción y el compañerismo, logrando un equilibrio entre ser un estudiante y convertirse en su propio maestro.

En resumen, los objetivos para un programa de ejercicios balanceado son:

- Desarrollar un "centro" fuerte pero flexible, enfocándose en la espalda inferior y la salud abdominal.

- Usar la respiración para energizar el cuerpo conscientemente, poniendo atención al diálogo entre mente y cuerpo.

- Combinar ejercicios efectivamente para crear equilibrio, y no un desequilibrio.

La tabla 8 (localizada en la página siguiente) muestra estiramientos de calentamiento básicos, entrenamiento abdominal y de la espalda inferior, fundamentos de entrenamiento con pesas y sugerencias para posturas del yoga.

Ejercicio balanceado

Tabla 8: Rutina de ejercicios balanceada

A. *Estiramiento de calentamiento*

Si va a iniciar una rutina de ejercicios, dedique tiempo para oxigenar su sangre y expandir los pulmones con respiraciones profundas. Tome cinco de estas respiraciones, contando cinco segundos para inhalar y cinco para exhalar. Esto sólo toma un minuto, y si es hecho a lo largo del día, ayuda a evitar que la tensión encoja los pulmones y pensamientos.

1. Cuello y parte superior de la columna

Agache el mentón todo lo que pueda, bajándolo sobre el esternón si es posible. Deberá sentir una tensión por la columna hasta la cintura. Sostenga esta posición al menos hasta la cuenta de diez, y respire normalmente. Lentamente mire hacia la derecha, extendiendo su mentón como si pudiera descansar sobre el hombro derecho, y sosténgalo contando hasta diez; luego mire lentamente a la izquierda y haga lo mismo. Finalmente, descuelgue la cabeza hacia atrás, teniendo cuidado de no lastimar la parte posterior del cuello.

2. Hombros

Imagine que hay un punto pintado a los lados de sus hombros, y trace un círculo con esos puntos moviendo los hombros hacia arriba, atrás, abajo y adelante —manteniendo el cuello relajado—. Haga cinco círculos en esta dirección, y luego repita el ejercicio a la inversa, de tal forma que el movimiento comience hacia el frente. Después, párese con los pies separados al ancho de la cadera. Sosteniendo una pesa de cinco libras en la mano derecha, y manteniendo el codo derecho y la parte superior del brazo "pegados" a su cuerpo, balancee la mano con peso hacia el lado y atrás, como si el codo y la parte superior del brazo fueran una jamba de puerta, y el antebrazo y la mano la puerta abriéndose y cerrándose. Recuerde mantener atrás los hombros, sacar pecho, y mantener el codo "pegado" a sus costillas, incluso si esto implica no poder balancear mucho el brazo. Este ejercicio es un buen indicador de la falta de flexibilidad en el área de los hombros; si es hecho correctamente, el hombro comenzará a abrirse y ayudará a prevenir lesiones. Finalmente, párese con los pies separados al ancho de la cadera. Sosteniendo una pesa de cinco libras en la mano derecha, mueva ésta en círculo frente al cuerpo, como si la mano fuera la aguja minutera de un reloj. Haga diez giros completos con la mano derecha; luego sostenga la pesa con la izquierda y complete otros diez giros.

Ejercicio
balanceado

3. Pecho

Tome sus manos detrás de la espalda y mueva los hombros hacia atrás y abajo. Si está cerca a una puerta abierta, párese enfrente de la abertura, levante el brazo izquierdo hacia el lado, de tal forma que el codo haga un ángulo de 45 grados (como una L), y ponga el codo y la mano sobre la jamba, inclinándose hacia el hombro hasta que sienta tensión. Luego repita esto con el brazo derecho. Para abrir más el pecho y los hombros, párese frente a un fuerte poste, y agárrese en él echándose hacia atrás. Cogiendo firmemente el poste con ambas manos, y posicionando los pies cerca a la base, inclínese suspendiendo el cuerpo lejos del poste y sacando pecho como si fuera una sirena en la proa de un barco. Extienda al máximo los hombros hacia atrás, sintiendo una abertura en el pecho y los hombros.

4. Torso/caderas

La columna vertebral está destinada a moverse en todas las direcciones —a los lados, hacia adelante y hacia atrás—. Con sus pies separados al ancho de los hombros, párese y levante los brazos sobre la cabeza, extendiendo primero la mano derecha y luego la izquierda, imaginando que las yemas de los dedos pueden tocar el techo. Párese de puntillas mientras se estira, y sienta que el estiramiento abre el área de la cadera y el torso. Luego, con las manos puestas fuertemente sobre la parte posterior de sus caderas, piernas y glúteos para apoyar la espalda inferior, permita que el mentón se extienda hacia el techo, el cuello se alargue y los hombros vayan hacia atrás, dejando que el pecho se abra. Finalmente, dóblese en la cintura y extienda los brazos hacia el piso.

Toque sus espinillas o, si es posible, el piso, con las manos, y sostenga la posición un minuto. Para más estiramiento en las caderas, inclínese hacia la cadera izquierda (levantando el talón derecho si es necesario) y cuente hasta diez, y luego inclínese hacia la cadera derecha (levantando el talón izquierdo si es necesario) contando de nuevo hasta diez. Repita este proceso, hasta que haya tenido estiramiento al menos sesenta segundos. Si permanece mucho tiempo sentado o en una cierta posición, trate de aflojar la espalda inferior aproximadamente cada hora.

5. Cuadriceps

Para estirar los músculos del cuadriceps, párese con los pies juntos y descargue su peso en el pie derecho. Luego doble la pierna izquierda hacia atrás hasta que pueda coger el pie con la mano izquierda. Mantenga las rodillas lo más juntas posible, equilibrándose con el pie derecho de diez a treinta segundos, hasta que sienta un buen estiramiento en la parte frontal de la pierna. Repita el ejercicio, esta vez equilibrándose sobre el pie izquierdo y estirando el muslo derecho.

6. Pantorrillas y tendones de la corva

Inclínese hacia adelante hasta que sus manos toquen el suelo, doblando las rodillas si es necesario. Tenga cuidado de proteger su espalda inferior. Mueva las manos tres o cuatro pies frente a usted, y luego enderece una pierna, inclinándose en ese talón y sosteniendo la posición mientras cuenta hasta diez, y luego enderece la otra pierna. Si es posible, ponga ambos talones sobre el suelo y sosténgase así sesenta segundos. Una versión alternativa para el estiramiento de las pantorrillas es colocarse frente a una pared, poner las palmas sobre ella, con las yemas de los dedos arriba, y empujando el talón izquierdo hacia atrás hasta que la pierna esté derecha y el talón esté plano sobre el piso. Si no siente un estiramiento en el músculo de la pantorrilla, mueva de nuevo el pie hasta que eso ocurra. Luego estire la pierna derecha.

B. *Cuidado abdominal y de la espalda inferior*

He encontrado que un principio fundamental del levantamiento de pesas también se aplica a las abdominales: lo que cuenta es la intensidad del ejercicio y no tanto su duración. Hacer muchos abdominales a menudo no es suficiente, porque los músculos de la espalda inferior y el cuello pueden resentirse por la fatiga. Además, cuando un músculo se acostumbra a una específica cantidad de trabajo, requiere un aumento en la intensidad (o dificultad) del ejercicio para mantener un rendimiento máximo. Le sugiero dedicar de cinco a diez minutos para hacer una rutina de abdominales después de sus iniciales estiramientos de calentamiento, para que fortalezca esa área y prevenga lesiones.

Podrá fácilmente hacer la rutina en cualquier parte (en el gimnasio, en la casa, en la habitación de un hotel), y de este modo sus abdominales y espalda inferior serán ejercitadas regularmente.

Para aumentar flexibilidad y fuerza, le recomiendo hacer esta rutina cuatro o cinco veces a la semana; para mantenerse, hágala tres o cuatro veces a la semana. He incluido ejercicios de calentamiento antes del trabajo abdominal, además de ejercicios de estiramiento después, para que también quede incluida su espalda inferior (que es parte del "centro" de fuerza de su cuerpo).

Empiece aflojando la espalda inferior, el tendón de la corva y la ingle:

1. Abridor de cadera y tendón

Parado con los pies separados al ancho de la cadera, inclínese suavemente hacia adelante e intente coger los dedos de los pies. Si sus manos no pueden tocar el piso, colóquelas sobre las espinillas. Relaje el cuello, permitiendo que sus ojos miren fijamente las espinillas. Inclínese hacia la cadera derecha, dejando que la pierna izquierda se doble y el talón izquierdo se levante. Respire profundamente y conserve esta posición contando hasta diez, permitiendo que la espiración lo ayude a liberar tiesura en la cadera derecha. Luego cambie de lado e inclínese a la cadera izquierda, observando si es menos flexible en un lado de su cuerpo (lo cual es típico, ya que la mayoría de personas no son ambidextras). Además tenga en cuenta anteriores lesiones en el cuello y la espalda ocurridas al desarrollar éste o cualquier ejercicio, siendo consciente de la diferencia entre dolor (músculos tensos tratando de aflojarse) y una lesión.

2. Estiramiento a horcajadas

Sentado en el piso, abra las piernas en una posición a horcajadas. Levante los brazos, suavemente tuerza su cuerpo a la izquierda, e incline su pecho sobre la pierna izquierda, sosteniéndolo en su espinilla (o pie izquierdo, si es posible) y respirando hasta la cuenta de diez. Trate de aumentar el estiramiento con una inhalación profunda, y luego llevando su nariz más cerca del pie izquierdo en la espiración. Idealmente, un estiramiento profundo debe ser sostenido por al menos sesenta segundos, dependiendo de su actual flexibilidad. Vea si puede hacer estiramientos de mayor duración, sin cansarse o crear dolor excesivo. En otras palabras, en una escala de uno a diez, trate de sostener la tensión en la intensidad del nivel siete (suficiente esfuerzo para tener progresos, pero no un exceso que lo haga luchar). Luego cambie de pierna, observando si una está más tiesa que la otra. Si un lado está significativamente más tieso, puede ejercitar más tiempo dicha área, hasta que su cuerpo desarrolle una flexibilidad más simétrica.

3. Rodilla hacia el pecho

Acostado de espaldas con las piernas extendidas, doble la rodilla derecha y lleve la pierna hacia el pecho. Apretando la rodilla dos pulgadas debajo de la rótula, llévela a su pecho, mientras mantiene la espalda y la pierna izquierda sobre el piso. Mantenga el mentón metido y la mirada fija hacia su ombligo. Tal vez necesite tensionar los dedos de los pies hacia usted para evitar que la pierna izquierda se levante del piso. Mientras lleva su muslo derecho hacia el pecho, mantenga los omoplatos pegados al suelo y los codos en dirección al torso. Puede necesitar mover la rodilla derecha hacia el lado, para continuar el estiramiento y aflojar los músculos de la ingle. Repita el ejercicio con el otro lado. Luego, doble ambas rodillas hacia usted y coloque los brazos alrededor de ellas, agarrando los codos contrarios si es posible. Manteniendo la espalda derecha y mentón hundido, apriete las rodillas y presione su espalda inferior en el piso. Sostenga cada posición por al menos treinta segundos.

Ahora concéntrese en fortalecer el abdomen.

Aunque la pared abdominal es un músculo, hay diferentes "secciones" de él que usted puede aislar, para mayor fuerza e intensidad del ejercicio. Hay dos premisas básicas para esta colección de ejercicios. La primera es que empezará en el nivel inicial, hasta que esté seguro de que ha aislado apropiadamente los músculos abdominales y pueda desarrollar en buena forma los otros niveles de ejercicios. Esto es muy importante para evitar lesiones en el cuello y la espalda inferior. La segunda premisa es que usted eventualmente va a aumentar la intensidad de dos formas: reduciendo el tiempo de descanso entre series e incrementando la dificultad del ejercicio. Debido a que los abdominales tienen la mayor fuerza al comienzo de la rutina, hay que iniciar con un ejercicio más difícil para maximizar la cantidad de trabajo que pueden hacer. Hay un total de cinco ejercicios para este fortalecimiento abdominal básico.

4. Cruces

Empiece acostándose de espaldas, con las manos debajo de su cabeza. Lleve la rodilla izquierda hacia el codo derecho en un suave movimiento de torsión; luego deje que la pierna izquierda descanse y la parte superior del cuerpo se recline completamente, para que el piso soporte totalmente su peso (en otras palabras, permita que el músculo abdominal deje por completo el apoyo que tiene sobre la pierna). Luego lleve la rodilla derecha hacia el codo izquierdo, y libere la tensión. Haga esto veinte veces con cada pierna. Asegúrese de llevar la rodilla hasta el codo, en lugar de que sea a la inversa, de tal forma que no utilice los hombros y el cuello, sólo sus músculos abdominales.

Nivel inicial: apoye los pies y la cabeza en el suelo entre cada "torcida" de la rodilla al codo, hasta la cuenta de veinte en cada lado.

Nivel intermedio: haga veinte repeticiones en cada lado continuamente, sin pausas para descansar los músculos abdominales.

Nivel avanzado: haga veinte repeticiones en cada lado, con los pies y la cabeza tocando suavemente el piso, en lugar de descansar entre cada torcida. Sea cuidadoso de incrementar su fuerza gradualmente, de tal forma que no esté compensando con los hombros, el cuello o la espalda inferior, y sólo use la fuerza de los músculos abdominales. Concéntrese en mantener tensos los músculos abdominales. Eventualmente deberá poder mover sus piernas atrás y adelante suavemente, como si estuviera montando en bicicleta.

5. Abdominales "V"

Acostado derecho sobre el piso, con los brazos a los lados y las piernas juntas, simultáneamente mueva el pecho hacia las rodillas y viceversa, de tal forma que sus muslos y el pecho formen una "V". Sea muy cuidadoso de trabajar los músculos abdominales y no impulsar el mentón o el cuello. Después de cada torsión, lleve la cabeza y los pies de regreso al suelo.

Nivel inicial: veinte repeticiones, con descanso entre cada abdominal.

Nivel intermedio: veinte repeticiones, sin descanso entre cada abdominal (pero siendo cuidadoso de regresar a la posición inicial, para que los abdominales trabajen bien entre cada flexión).

Nivel avanzado: veinte repeticiones sin descanso, y con los pies y la parte superior del cuerpo rozando continuamente el suelo, pero sin descansar sobre él, entre cada repetición.

6. Abdominales normales

Acuéstese de espaldas con las rodillas juntas, y doble éstas de tal forma que sus pies descansen sobre el piso, cerca a las nalgas. Con las manos cogiendo ligeramente la cabeza, levante el pecho hasta sentir una contracción de los músculos abdominales. Sostenga la posición uno o dos segundos, y luego distensione suavemente. Mientras contrae los abdominales, trate de presionar su ombligo a través de la columna hasta el piso (creando una posición de espalda plana cada vez que hace la tensión muscular). No se levante esforzando primero el mentón o el cuello, ya que esto causa tensión y utiliza más los músculos del hombro que los abdominales. No es importante que el pecho se eleve mucho; la clave está en contraer los abdominales todo lo que pueda.

Nivel inicial: veinte repeticiones, con la parte superior del cuerpo descansando sobre el piso entre cada flexión.

Nivel intermedio: veinte repeticiones sin pausas, sosteniendo la contracción hasta la cuenta de tres.

Nivel avanzado: lleve los pies hacia las nalgas lo más cerca posible, y mantenga las rodillas juntas durante todas las fases del ejercicio. Si es posible, apriete las nalgas mientras su pecho se eleva, presionando ligeramente el cóccix (de esta forma sentirá la contracción un poco más abajo de la pared abdominal).

7. Abdominales con los pies levantados

En lugar de mantener los pies sobre el suelo, levántelos de tal forma que las espinillas queden paralelas al piso. Tenga el cuidado de presionar su ombligo a través de su columna hasta el suelo, para evitar que la espalda se arquee.

Nivel inicial: haga diez repeticiones continuamente.

Nivel intermedio: adicione otras diez repeticiones, pero esta vez sus piernas deben estar derechas y levantadas de tal forma que formen ángulo recto con el torso. Mantenga las piernas derechas y quietas y las rodillas juntas, mientras mueve el pecho arriba y abajo.

Nivel avanzado: mientras levanta el pecho en las últimas diez repeticiones, trate de elevar al aire los dedos de los pies. Esto significa que va a tratar de levantarse desde su cóccix, de tal forma que las piernas permanezcan en el aire pero alzadas ligeramente en las caderas. Sentirá esta contracción en la parte baja de la pared abdominal.

8. Abdominales con "cuerda"

Sentado en el suelo, lleve los pies hacia las nalgas con las rodillas juntas. Levante el brazo derecho como si estuviera cogiendo una cuerda, y luego levante el brazo izquierdo mientras baja el derecho. Mantenga contraídos los músculos abdominales, con su ombligo presionando hacia la columna. Haga diez repeticiones.

Nivel inicial: diez repeticiones, con suficiente espacio entre los pies y las nalgas para crear un ángulo de 45 grados entre la parte posterior de las rodillas y las espinillas.

Ejercicio
balanceado

Nivel intermedio: acerque los pies a las nalgas, y haga diez repeticiones.

Nivel avanzado: baje el torso con cada repetición, como si realmente lo estuviera bajando con una cuerda imaginaria. Para hacer el ejercicio aun más difícil, puede "bajar" el torso lentamente en las primeras cinco repeticiones, y luego levantarlo lentamente en las últimas cinco.

Recuerde —use la fuerza abdominal, no su espalda inferior—. No olvide estirar la pared abdominal después que haya hecho las abdominales. De esta forma sus músculos abdominales tendrán fuerza y flexibilidad, lo cual ayuda a evitar lesiones.

9. Estiramiento de la cobra

Después de terminar los ejercicios abdominales, acuéstese boca abajo con las piernas completamente extendidas y los pies tocándose. Ponga las manos sobre el suelo, de tal forma que queden descansando bajo su pecho. Lentamente empuje hacia arriba con las manos, consiguiendo un buen estiramiento de los músculos abdominales. Tenga cuidado de no levantarse muy alto y crear una presión en la espalda inferior. Para apoyar esta área de su cuerpo, mantenga firme los glúteos, y presione los pies fuertemente en el suelo. Este estiramiento debe sentirse bien; si experimenta dolor en la espalda inferior y los hombros, baje el pecho más cerca al piso para que sólo los abdominales tengan una buena tensión.

10. Estiramiento del perrito

Sentado de rodillas "estilo japonés", deslice las manos hacia adelante de tal forma que su frente descanse sobre el suelo y las manos estén extendidas frente a usted en el piso. Esto debería darle una agradable relajación de la espalda inferior, además de estirar los hombros. Respire profundamente, tratando de hacerlo desde el fondo de los pulmones (y no superficialmente con la parte superior de ellos). Sostenga esta posición por al menos treinta segundos, para disfrutar los beneficios de la relajación que trae a su cuerpo.

11. Estiramiento del gato

Apoyado en sus manos y rodillas, levante el mentón y descargue la parte posterior de la cabeza suavemente sobre el cuello, mientras simultáneamente extiende el pecho y arquea la espalda. Hemos visto a los gatos hacer esto todo el tiempo, justo después de levantarse de una siesta. Luego de arquear el pecho, descargue la cabeza y lleve el mentón al pecho, mientras sube la columna vertebral por medio de las manos para formar un arco iris con el torso. Este movimiento hacia atrás y adelante de la columna, hecho lenta y suavemente, ayuda a distensionar la espalda inferior y libera la presión. Recuerde inhalar mientras mira hacia arriba, y exhalar al descargar el mentón.

Ejercicio
balanceado

C. *Entrenamiento básico con pesas*

Los ejercicios básicos del entrenamiento con pesas para los tres principales grupos musculares son:

Pecho: Movimiento principal —presión (barra, halterio o la máquina de ejercicios).

Movimiento secundario —vuelos (halterio, cable o la máquina de ejercicios).

Espalda: Movimiento principal —remo (barra, halterio, cable o la máquina de ejercicios).

Movimiento secundario —estirar y soltar con cable (usando halterios o máquinas de ejercicios).

Piernas: Movimiento principal —presión de pierna, sentadillas, presión profunda.

Movimiento secundario —extensiones, doblamiento de pierna.

Recuerde, entrenar estos grupos musculares "centrales" estimula músculos más periféricos como los de brazos y hombros. A la inversa, entrenar estos últimos para obtener una apariencia más musculosa, sin hacer lo básico para el pecho, la espalda y las piernas, finalmente conducirá a estancamiento en ganancia de fuerza (y más importante aun, posibles lesiones por el desequilibrio creado). Los movimientos principales crean fuerza, mientras los secundarios suplementan los primeros y también ayudan a formar el músculo.

Ejercicios adicionales incluyen:

Brazos: doblamiento de bíceps (halterio, barras, cables y las máquinas de ejercicios).

"hundimiento" de tríceps y flexiones (cables y las máquinas de ejercicios).

Hombros: movimiento primario —presión sobre la cabeza.

Movimiento secundario —levantamientos laterales de los brazos.

Abdominales: flexiones y levantamientos de piernas.

Los levantadores de pesas principiantes tienen mayores progresos con series de diez repeticiones, combinando los conceptos de levantamiento liviano y pesado. Los más avanzados deben alternar días "pesados", haciendo de seis a ocho repeticiones por serie hasta alcanzar el máximo peso (lo cual se llama "piramidar" un ejercicio), con días más livianos en que se hacen de diez a doce repeticiones por serie, usando de 20 a 25 por ciento menos de peso.

Una rutina de principiante puede incluir de tres a cinco series de diez repeticiones, dos o tres veces a la semana:

Pecho: presión con halterio y levantamiento con halterio sobre un banco plano, o máquinas de ejercicios.

Espalda: remos con halterio o cable y un estiramiento con cable.

Piernas: máquina de presión más doblamiento de piernas y extensiones si se desea, y dos a tres series de diez repeticiones para la parte corporal secundaria, desarrollado dos a tres veces a la semana.

Una rutina más avanzada aumentaría las series de siete a diez por parte corporal, dividiendo el total de ejercicios en un período de dos o tres días, y alternando períodos suaves y pesados. Además, en rutinas más avanzadas, inclinar o declinar el banco afecta el área de énfasis y agrega dificultad a la posición. Recuerde, el entrenamiento de fuerza es progresivo: mientras el cuerpo se acostumbra a levantar un determinado peso o a desarrollar un particular ejercicio, debe introducir más peso o aumentar el grado de dificultad para seguir progresando.

Nota: si quiere combinar el ejercicio cardiovascular, como montar en bicicleta, o la clase de ejercicios en grupo, con el entrenamiento de fuerza, le sugiero que primero haga los ejercicios con pesas (que queman principalmente glicógeno), para que más grasa acumulada sea quemada en la parte cardiovascular del entrenamiento.

D. Yoga para fuerza y flexibilidad

Después de hacer estiramientos de calentamiento y la rutina del abdomen y la espalda inferior, usualmente hago una serie de posturas del hatha yoga o una de ejercicios con pesas. Sin importar la que usted escoja, asegúrese de enfocarse en la fuerza de la espalda inferior y una respiración consciente. Como nos lo recuerda el maestro de yoga Richard Miller: "muchos estudiantes tienen dolor en la parte inferior de la espalda, y el fortalecimiento es la forma de superar las dificultades en esta área del cuerpo. Si se hacen demasiadas posiciones avanzadas muy pronto, se desarrollará un dolor de espalda o no desaparecerá".[17] Por consiguiente, Miller enfatiza fortalecer la espalda al comienzo, en medio y al final de una rutina de yoga. También sugiere que la respiración debe estar sincronizada con cada movimiento de la postura, desde el comienzo hasta el final, ya que hay mayores beneficios para el sistema inmunológico del cuerpo cuando el ejercicio es desarrollado con respiración consciente. Las siguientes son algunas posturas básicas que le ayudarán a desarrollar fuerza y flexibilidad. Recomiendo enfáticamente que primero aprenda estas posturas en una clase con un maestro experimentado, para así evitar una lesión.

1. Pranayama (respiración)

Por unos momentos deje oxigenar los pulmones. Párese con los pies juntos. Entrelace los dedos y levante los brazos de tal forma que el mentón se apoye sobre sus nudillos. Mientras inicia una inhalación profunda contando hasta cinco, levante los codos más arriba de las orejas, mientras presiona el mentón en los nudillos. Ahora apriete las nalgas, suavemente incline la cabeza hacia atrás sobre la nuca, y exhale hasta la cuenta de cinco, uniendo los codos frente a su cara. En efecto, sus brazos están sirviendo como un fuelle gigante, ayudando primero a llevar aire a los pulmones mientras usted inhala, y ayudando luego a sacar el aire de ellos mientras los codos se unen. Repita esta postura cinco veces, y luego permanezca unos momentos con los brazos a los lados y las palmas mirando hacia afuera. Esta posición de descanso es llamada la postura de la montaña.

2. Postura de media luna

Párese en la postura de la montaña, con los pies juntos y los brazos a los lados. En la inhalación, levante los brazos de su cuerpo, con las palmas hacia arriba. Continúe levantándolos hasta que sobrepasen la cabeza y las palmas se encuentren. Presionando éstas entre sí, con un dedo pulgar cruzado sobre el otro para mantener las manos en su sitio, apriete sus nalgas, estírese, enderezca los codos y exhale mientras extiende su torso y manos a la izquierda. Su objetivo no es tensionar la cadera izquierda ni inclinarse en la cintura, sino extender hacia arriba los brazos para que el movimiento de la columna sea en esta dirección y luego hacia el lado. Mantenga la garganta relajada, levántese a partir de la espalda mientras su torso está doblado, y haga una sutil media luna con el lado derecho del cuerpo, respirando normalmente hasta la cuenta de cinco. Si siente un dolor en la espalda inferior, es porque se ha doblado demasiado a la izquierda. Suavemente distensione y regrese a la posición inicial, con las palmas aún presionadas sobre la cabeza, y repita el ejercicio a la derecha. Luego regrese a la postura de la montaña y tome más respiraciones profundas.

3. Embestida

Estando parado y derecho, separe los pies al ancho de la cadera. Inhale, y en una exhalación doble las rodillas e inclínese hacia adelante bajando las manos hasta llegar al piso. Esté atento a cualquier falta de flexibilidad debido a alguna antigua lesión en la espalda inferior. Mantenga la cabeza abajo y relaje el cuello. Luego inhale, estire la pierna derecha directamente tras usted, apoye su peso en las yemas de sus dedos, y suavemente deje caer la rodilla derecha hasta el piso, mientras levanta la cabeza y mira hacia adelante. Sostenga esta posición al menos hasta la cuenta de cinco mientras respira normalmente, y luego lleve cuidadosamente su pie derecho hacia adelante, de tal forma que quede junto al izquierdo, separados al ancho de la cadera. Repita el ejercicio para el lado izquierdo, extendiendo hacia atrás la pierna izquierda, y luego moviendo el pie izquierdo nuevamente al centro junto al derecho.

En lugar de regresar a una posición vertical, haga una transición con la postura del perro.

4. Postura del perro

Inclínese con los pies separados al ancho de la cadera, ponga las manos sobre el piso frente a usted hasta que el cuerpo forme una "V" invertida, con las caderas levantadas y las manos y los pies completamente presionados en el suelo. Relaje la cabeza y el cuello, sienta la tensión en la parte posterior de sus pantorrillas, la espalda inferior y los hombros, y sostenga la posición al menos hasta la cuenta de cinco, mientras toma respiraciones completas y profundas.

También puede hacer la postura del gato antes de pararse.

5. Postura del gato

Estando aún en la postura del perro, doble las rodillas hasta que éstas y las manos se apoyen en el piso, como un gato. Inhale, levante el mentón y descargue la parte posterior de la cabeza suavemente sobre el cuello, mientras extiende el pecho y arquea la espalda. Luego en la exhalación, deje caer la cabeza hacia adelante y meta el mentón, mientras presiona la columna a través de las manos hasta formar un arco con el torso. Haga este movimiento adelante y atrás tres veces, poniendo especial atención a la respiración. En lugar de regresar a la posición vertical, continue con la postura de la langosta.

6. Postura de la langosta

Acuéstese boca abajo sobre el piso, con las manos a los lados y las piernas extendidas, los pies tocándose, y la cabeza apoyada en su mentón. Con un brazo a la vez, deslice las manos bajo los muslos, con las palmas hacia el suelo, de tal forma que su cuerpo descanse sobre ellas. Tome una respiración profunda, exhale, y en una inhalación levante el pie derecho (de tal forma que la planta del pie apunte hacia el techo), mientras simultáneamente mantiene las nalgas contraídas y la pierna derecha extendida. La pierna izquierda permanece pasiva y descansando sobre la mano izquierda. Respire profundamente y sostenga la pierna derecha arriba hasta la cuenta de cinco. Tenga cuidado de no afectar la espalda inferior —no importa qué tan alto esté levantada la pierna derecha, sino la contracción de las nalgas mientras la pierna está siendo alzada—. En la exhalación, lentamente baje la pierna derecha, y luego repita el ejercicio con la izquierda. Quédese en el piso y haga la postura de la cabeza y la rodilla.

7. Postura de la cabeza y la rodilla

Siéntese en el suelo en una posición a horcajadas, con el torso derecho y las piernas extendidas en forma de "W". Manteniendo extendida la pierna derecha, doble la rodilla izquierda y mueva el pie izquierdo de tal forma que la planta del pie descanse sobre el interior de la derecha, justo en la rodilla o arriba de ella. Doblando la pierna derecha si es necesario, tome la planta del pie derecho con las manos, entrelazando los dedos bajo el pie, de tal forma que el pie descanse en sus manos entrelazadas y sus pulgares se apoyen sobre él. Inhale, y en una exhalación, lentamente inclínese por la cintura, doblando la rodilla derecha todo lo que necesite para poder tocar la frente con ella. El objetivo no es extender demasiado la espalda inferior, sino sentir una tensión en la pierna extendida. Para profundizar la postura, flexione el pie derecho de tal forma que los dedos apunten hacia usted, enderezca la pierna, meta los codos hacia el cuerpo y bájelos hasta el piso. Use su respiración para profundizar la postura, inhalando mientras sostiene la tensión, y exhalando profundice el estiramiento. Tenga el cuidado de moverse lentamente en esta postura, teniendo en cuenta la incomodidad del ejercicio sin forzar la espalda inferior o estirarse demasiado.

Después de sostener la postura al menos hasta la cuenta lenta de cinco, suavemente reacomode la columna y repita el ejercicio con la pierna izquierda. Permanezca en el piso y haga la postura de la cobra.

8. Postura de la cobra

Acuéstese boca abajo sobre el piso, con las manos a los lados y las piernas completamente extendidas, los pies juntos y las yemas de los dedos del pie apoyados en el suelo. Apoyando el mentón sobre el piso, doble los brazos de tal forma que las manos queden cerca al pecho, con las yemas de los dedos hacia adelante. Apriete las nalgas, presione los pies en el piso y lentamente levante la cabeza de tal forma que su mirada se dirija primero hacia afuera y luego hacia el techo. Cuando su cabeza empiece a levantarse, comience a presionar con sus antebrazos (mientras mantiene la pelvis firme contra el piso) y permita que el pecho se levante del piso como una cobra. Muévase lenta y deliberadamente. Si siente un tirón en la espalda inferior, baje el pecho y asegúrese de tener las nalgas firmemente contraídas. Trate de mantener la frente relajada (en lugar de fruncir el ceño), y recuerde apoyar suavemente la parte posterior de la cabeza en el cuello. En su posición completamente extendida, el brazo y el antebrazo no deben formar un ángulo mayor de noventa grados. Conserve esta posición al menos hasta la cuenta de cinco, usando la respiración para que lo sostenga en ella. Luego baje lentamente el pecho hasta que descanse en el piso, y siga con la posición de descanso final, la postura del muerto.

9. La postura del muerto

Algunos dicen que esta postura es la más difícil para los occidentales, porque nos exige estar completamente quietos (¡lo cual realmente desafía nuestra moderna impaciencia!). Acuéstese de espaldas, con los brazos a los lados y las palmas mirando hacia arriba, las piernas totalmente extendidas y los talones tocándose ligeramente. Tome cinco respiraciones completas, haciendo que el abdomen se eleve y caiga con cada respiración. Mientras cada exhalación es liberada, vea si puede liberar la tensión y permitir que el piso soporte su peso. Permanezca en esta posición todo el tiempo que necesite para obtener totalmente los beneficios del esfuerzo y el descanso de las posturas del yoga, luego, de lado, lentamente regrese a una posición vertical (sentado) antes de pararse.

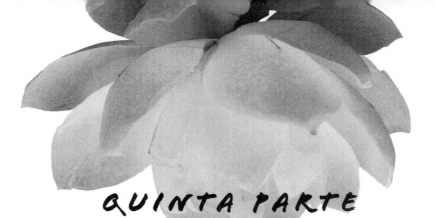

QUINTA PARTE

Usando las bases
del equilibrio

. . . Cuando la quietud llega
y mis capas permanecen conectadas
conozco la paz.

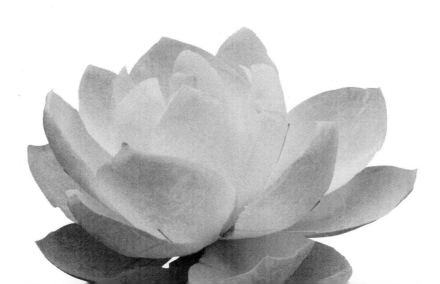

17

ॐ

El ritmo del cuidado personal

En su libro *Ayurveda: A Way of Life*, el doctor Vinod Verma enfatiza una práctica ayurvédica que se enfoca en necesidades medicinales, limpieza y revitalización. Él dice que en el ayurveda, a diferencia de la medicina occidental, la mente y el cuerpo no están separados cuando se considera el tratamiento de un desequilibrio. Todos los aspectos del tratamiento —espiritual, racional y psicológico— son interdisciplinarios, y cuando un área es afectada, finalmente todas lo serán; en otras palabras, las mentes inquietas afectan la salud y la felicidad.[18]

Sin embargo, cuando los occidentales examinan tratamientos ayurvédicos clásicos, los aspectos más esotéricos que afectan la salud espiritual son a veces difíciles de relacionar: las piedras preciosas, los mantras y el desarrollo de rituales de limpieza y reparación no son fácilmente aceptados por nuestra mente racional. Por otro lado, el uso de hierbas y dieta, o la prescripción de ciertas posturas del yoga para afectar la salud física, son enfoques más fácilmente entendidos y asimilados. Y los aspectos espirituales y psicológicos, si son examinados desde una perspectiva general, también son fácilmente aplicados a la vida cotidiana moderna.

Verma nos recuerda que el uso excesivo de la mente y los sentidos (como ver películas violentas, preocuparse demasiado y no dejar de pensar) puede conducir a un desequilibrio, y ciertas prácticas como el masaje, la meditación, las posturas del yoga y los ejercicios de respiración, ayudan a revitalizar la mente y el cuerpo. Lo que vemos y percibimos evoca emoción y, por consiguiente, crea sutiles pero acumulativos cambios psicológicos en el cuerpo.

Maya Tiwari, en Ayurveda, *a Life of Balance*, sugiere que un aspecto clave de la naturaleza espiritual de una práctica ayurvédica, es un estado mental positivo y agradecido conscientemente creado mientras se hacen actividades diarias.[19] Tiwari nos anima a desarrollar un sentido de gracia y agradecimiento al recibir el sustento. Preparar comidas, limpiar, saborear alimentos, compartirlos y cultivarlos son formas con las que podemos demostrar agradecimiento por la abundancia que disfrutamos. Enfocarse en la comida con una actitud de amor y bondad, utilizando cocinas simples y utensilios sencillos, y reducir la toxicidad en los alimentos cocinando con ingredientes orgánicos, menos tecnología y más gratitud, son formas de permitir que la abundancia llegue a nuestra vida.

Sally Morningstar, en *The New Life Library: Ayurveda*, describe cómo el uso de aromas, masajes, aceites para masajes, colores y tés herbales, alimentan nuestros sentidos con sensaciones restaurativas y agradables.[20] Morningstar ofrece sugerencias para nutrir y revitalizar cada tipo de mente–cuerpo.

Para vata

- Incorpore consistencia en hábitos cotidianos.

- Consuma alimentos calientes servidos en comidas regulares y sentado.

- Haga ejercicio suave para calmar la mente, sin hacer un excesivo esfuerzo físico.

- Consuma cantidades limitadas de carne, pollo y pescado (si es necesario) para ayudar a sentirse centrado.

- Use el automasaje diario de pies, manos y cabeza por las mañanas, y un masaje en todo el cuerpo semanalmente (esto beneficia a cualquier tipo de mente–cuerpo, pero Morningstar sugiere que la cualidad de vata es la más favorecida por el masaje).

- Construya ambientes con colores cálidos y apacibles, tales como los pasteles u ocre, pardo y amarillo.

Para pitta

- Enfóquese en ser más tolerante en lugar de sentirse irritado y brusco.

- Evite comidas especiadas, freídas, agrias o calientes.

- Haga ejercicios o deportes vigorosos y desafiantes, pero participe en juegos para divertirse, no para ganar.

- Disfrute entornos naturalmente tranquilos y sombreados, y use azules, verdes y violetas para satisfacer la necesidad pitta de frío y calma.

Para kapha

- Aprenda a confiar en lugar de seguir con la terquedad, la actitud posesiva y la envidia.

- Escoja alimentos livianos, secos, calientes y estimulantes.

- Aumente la autodisciplina para el ejercicio vigoroso y regular.

- Use colores vigorizantes como rojo, naranja y rosado para estimular los sentidos.

- Evite el uso excesivo de los sentidos que entumece la mente y el cuerpo (por ejemplo ver demasiada televisión o comer en exceso).

Morningstar también sugiere que el exceso de agua fría, té, café y alcohol afecta los riñones, al igual que la sal, azúcar, demasiados productos lácteos y alimentos ricos en calcio como la espinaca. En otras palabras, demasiado de algo bueno no es bueno. En su libro, Morningstar discute cómo balancear constituciones que tienen doshas duales, enfocándose en ganar un sentido de conciencia estacional para apaciguar el particular aspecto constitucional. Por ejemplo, una persona con constitución vata/pitta debería evitar el excesivo calor de verano y el extremo frío de invierno —una sugerencia que apela al sentido común tanto como lo hace en una práctica ayurvédica—.

La mayoría de sugerencias para las "prácticas" o hábitos cotidianos no son creadas por el ayurveda, ya que corresponden a las inclinaciones natu-rales de nuestra particular constitución cuando está en equilibrio. Cualquier jardinero puede decirle cómo el hecho de cultivar hortalizas o flores aumenta la apreciación de la belleza y el sustento. Cualquiera con una constitución pitta puede alcanzar una conciencia que se siente mejor para estar sincronizada con otras personas y el entorno, que constantemente irritada, impaciente y de mal genio. Y si se da la oportunidad, todos podemos sentir los efectos de las estaciones de forma más cómoda, en lugar de luchar por controlar nuestro entorno y salud.

El doctor Deepak Chopra en *Perfect Health: The Complete Mind–Body Guide*, sugiere que no sólo existimos en nuestros cuerpos, sino en el ambiente natural que nos rodea.[21] Sentimos la lluvia en los huesos, nos volvemos inquietos con la primavera, nos da pereza en clima caliente, y el cuerpo cambia con las variaciones del entorno. El clima también afecta nuestra constitución: vata aumenta con tiempo frío, seco o de mucho viento; pitta se incrementa con clima caliente, especialmente húmedo; y kapha aumenta con la lluvia y nieve de invierno. Por consiguiente, en la primavera y a comienzos del verano, cuando las influencias kapha son dominantes, naturalmente preferimos alimentos más livianos y secos, menos productos lácteos, y comida y bebida caliente con sabores amargos, acres y astringentes. En pleno verano hasta comienzos del otoño es un período en que el apetito disminuye debido al clima caliente, y la comida y bebidas frescas es lo que se prefiere (pero no bebidas frías, ya que merman el sistema digestivo). Y en la estación vata, que va desde el final del otoño hasta el invierno, se apetece comida más pesada y caliente, incluyendo el uso de más aceites y sabores dulces, agrios y salados. El apetito puede aumentar durante esta época del año, razón por la cual una rutina de ejercicios regular y una nutrición balanceada son importantes para ayudarnos a no ingerir más calorías de las que podemos consumir cómodamente. Con los ambientes interiores climatizados de hoy día, el apetito es más regulado, pues no estamos sujetos a tantos extremos de temperatura y clima.

El efecto estacional también se aprecia en el campo de lo práctico: completar importantes proyectos al aire libre en el caliente verano, aumenta enormemente el pitta, al igual que vigorosas caminatas o paseos en bicicleta a mediodía, cuando el Sol es más fuerte. Trabajar después de la hora de la cena hasta la noche también pone en sobremarcha a pitta, y vata se mantiene nervioso al no sacar tiempo para comidas regulares y autoalimentación. Presionar en exeso a vata o pitta es usualmente una invitación para que kapha se eleve en sobreabundancia, como una cobija mojada y pesada apagando el fuego. Todo termina en elección, decidiendo qué elementos usted necesita día a día para crear un sentido de bienestar. Los vatas aman los baños calientes, los pittas se benefician de la fresca y tranquila puesta del Sol, y los kaphas disfrutan sacar tiempo para buenos amigos y compañerismo. Encontrar lo que nos alimenta y atrae es la invitación del ayurveda; los vatas pueden verlo como una deseable forma de aumentar la comodidad, los pittas pueden disfrutar el desafío y las resultantes recompensas, y los kaphas pueden desear un aumento de la variedad de elecciones realmente satisfactorias. Sin importar cuál sea el enfoque que más se ajusta a usted, una mirada en su ritmo particular (o tal vez arritmia) puede revelar oportunidades para crear una visión más balanceada y suave de su rutina diaria, e incluso de sus principales cambios en la vida (con los que a menudo luchamos, en lugar de tratar de entenderlos). Encontrar el tiempo para adquirir conocimiento y hábitos nuevos, aprender dónde ganar conocimiento, y manejar la impaciencia de nuestros enfoques modernos, son desafíos y obstáculos en el camino al bienestar, pero también son puertas a un autoentendimiento más profundo y una mayor capacidad.

Repase las señales de desequilibrio que apuntó acerca de su vida al final del capítulo 4. Estos desequilibrios son puertas hacia el crecimiento, y el capítulo siguiente y final le dará oportunidad de usar esas observaciones sobre su vida como puntos de partida para la creación y fortalecimiento de sus bases de equilibrio personal.

18

Definición personal del equilibrio

El hambre es buena cuando anhelamos lo que nos nutre. Desarrollar un ritmo de cuidado personal significa aprender a satisfacer las hambres creando un sentido de regocijo que mantenga en equilibrio nuestra constitución. A veces averiguar lo que necesitamos para permanecer en equilibrio, significa tener hambre por más conocimiento y nuevas formas de hacer cosas —a veces significa ponerse intencionalmente en desequilibrio hasta saber más acerca de nuestro ser y lo que necesita—. Buscar el equilibrio no es evitar el crecimiento y el desafío; se trata de desarrollar habilidades más fuertes para ayudar a enfrentar los altibajos de la vida, y gradualmente ser más conscientes de nuestras necesidades, para poder hacer elecciones que disminuyan la tendencia al desequilibrio. A veces buscar el equilibrio significa tomar decisiones importantes y padecer grandes cambios en la vida, además de poner atención a las elecciones cotidianas y los hábitos inconscientes.

Cuando empecé la transición de elecciones inconscientes a tener más claridad y capacidad para alimentarme de forma constructiva y duradera, mi proceso de crecimiento personal me llevó a la esfera de la autoayuda. Al principio, mi búsqueda era un proceso de aprender quién no era yo, y, después de innumerables conferencias y seminarios, talleres y retiros, consultas, libros y mucha introspección, llegué a un punto en que sentí que me había "desenredado" lo suficiente. Primero por pura necesidad, y luego por un creciente sentido del deseo de ser fuerte, más consciente y estar bien, me había abierto a nuevas elecciones, y empecé a desarrollar la capacidad de escuchar lo que mi intelecto, corazón e interior trataban de decirme acerca de mi vida. Mientras escuchaba mi voz interior, comencé a beneficiarme de los aportes de parientes, amigos y diversos maestros. Estudiar el ayurveda e introducirme en la práctica del yoga me ayudó a definir las bases que necesitaba —y quería— para crear una vida "mejor alimentada"; con este marco pude organizar mis pensamientos más claramente, y empezar a darle sentido a todo el crecimiento y las preguntas que provenían de mi proceso de lucha y búsqueda personal. Por un momento temí que sabía lo suficiente para hacer cambios fundamentales en mi vida, pero también fue un alivio. El proceso de autoayuda puede a veces sentirse como un tren sin frenos, moviéndose muy rápido y llevándose con él gran parte de nosotros. De hecho, he encontrado algunas personas cuya pasión es la autoayuda, siempre en un estado de búsqueda pero nunca desarrollando su propio sentido de equilibrio, confiando en la definición de otro. En mi caso, sabía que era tiempo de empezar a reunir todo cuando mi deseo de equilibrio se convirtió en un punto focal en mis acciones y pensamientos.

Crear conscientemente un sentido de equilibrio y bienestar es un proceso continuo. Algunos de los enfoques "orientales" del bienestar pueden ser difíciles de absorber, pero podemos encontrar "maestros" en todas partes, incluso en el más improbable de los lugares. Uno de los mejores instructores de yoga que he conocido podía tal vez ajustarse al estereotipo de "hippie", con varios anillos en el cuerpo, cola de caballo, barba, traje de malla púrpura e incluso un tatuaje —pero era alguien muy sabio, de expresión clara, compasivo y muy consciente de cada estudiante en la clase—. Si no hubiera tenido una mente abierta para aprender yoga, no me habría dado cuenta de las cosas buenas que este instructor daba a sus estudiantes. La mente abierta le permitirá tener más entendimiento y nuevas elecciones, pero el punto de equilibrio es desarrollar una mente perspicaz, de tal forma que usted pueda tomar decisiones basadas en un sentido interno de los valores, no sólo en el punto de vista de los demás.

El proceso de equilibrio ayurvédico le pide:

1. *Definir lo que significa para usted el equilibrio, conociendo su particular constitución mente–cuerpo,* en los niveles físico, mental y emocional.

2. *Identificar "hambres"* que están causando desequilibrio.

3. *Calmar esas hambres* por medio de los fundamentos del equilibrio: la nutrición ayurvédica, el ejercicio, la relajación y otras prácticas de autoalimentación, y empleando activamente la imaginación y el intelecto para el logro de objetivos sanos.

Su definición del equilibrio

Cada parte de este libro le ha pedido responder diversas preguntas concernientes al concepto de equilibrio. Ahora es tiempo de identificar objetivos y pasos para ayudarle a crear un ritmo de cuidado personal y construir sus propias bases del equilibrio, según su constitución mente–cuerpo. ¿Qué pasos necesita dar para superar obstáculos y alcanzar sus metas?

Listando tres objetivos por cada sección, adicionando otros a medida que realiza los primeros, o a medida que cambien sus prioridades (vea la lista de las páginas siguientes). Concentrarse en unos pocos objetivos a la vez aumenta enormemente su capacidad para permanecer enfocado y lograr sus propósitos. Cuando sea posible, trate de fraccionar un objetivo grande en pasos más pequeños y alcanzables. Por unos momentos revise su progreso cada semana, observando si su sistema de creencias está ayudando u obstaculizando la consecución de sus objetivos, posiblemente invitándolo a crecer en otra dirección.

NUTRICIÓN

¿Cuáles son mis objetivos en este campo? ¿Incluyen un plan de manejo del peso? ¿Hay otras "hambres" que estoy sintiendo a un nivel más profundo y afectan mi dieta y hábitos alimenticios?

	Objetivo	Obstáculos	Acciones
1.			
2.			
3.			

EJERCICIO

¿Cuál es mi plan de ejercicios semanal? ¿Tengo objetivos de gran alcance para el bienestar físico, o desafíos actuales que afectan mi nivel de buena salud? ¿Qué habilidades necesito desarrollar para alcanzar mis objetivos?

	Objetivo	Obstáculos	Acciones
1.			
2.			
3.			

RELAJACIÓN Y AUTOALIMENTACIÓN

¿Cómo puedo específicamente traer descanso y relajación a mi vida cotidiana? ¿Cómo reducir la tensión que siento en mi vida y aumentar mi sentido de bienestar y paz interior?

Objetivo	Obstáculos	Acciones

1. _____

2. _____

3. _____

Definición
personal
del equilibrio

Continuando el proceso

Entre más exploro el concepto de equilibrio ayurvédico desde una perspectiva personal, más me doy cuenta que los principios del ayurveda, que una vez me parecieron demasiado esotéricos e inaccesibles, ahora son una ocurrencia natural en mi vida cotidiana. Como lo discutimos en el capítulo 2, el estado del ser puede tratarse de un matrimonio entre lo que el cuerpo necesita y lo que la mente nos pide hacer. Por ejemplo, mientras practicamos las posturas del yoga, obtenemos una mayor analogía para movernos en la vida: aprendiendo a relajarnos y restaurarnos después de intensos gastos de energía física, mental o emocional, nos ayudamos a mantener en equilibrio. Tal vez también podemos aprender a no tomar tan seriamente la necesidad de realización y seguridad, porque nos estancamos en la "postura" de la preocupación, la tensión y el desempeño, ignorando la diversión y relajación que buscamos con trabajo duro.

Recientemente un vecino y yo estuvimos hablando sobre mi huerto, y le dije que aunque sonaba tonto, siempre me emocionaba por tener muchas hortalizas diferentes maduras al mismo tiempo, porque me permitía comer abundantemente además de invitar amigos a cenar o darles productos agrícolas frescos. Mi vecino, quien es chef profesional, comentó que comprendió mejor el concepto ayurvédico de crear abundancia con sólo observar mi entusiasmo por cosechar y compartir los frutos de mi huerto. Como él lo resumió elocuentemente: "cocinar es algo más que un arte de preparar comida, es un aprecio profundo por cultivar, cosechar, saborear y consumir los alimentos, y el amor y afecto que convierte lo comido en nutrición". Viniendo de alguien que está entrenado para preparar carne, salsas pesadas y postres, me conmovió que mi simple pero franco entusiasmo por cultivar y preparar alimentos le hubiera dado un sentido de satisfacción y bienestar. En otras palabras, no se requiere de mucho para que los placeres simples de la vida de uno afecten positivamente a otra persona. Al crear abundancia con mi huerto, el acto de dar y compartir se volvió natural y satisfactorio.

Crear abundancia en la vida es como cultivar un jardín muy personal: usted nutre sus pensamientos, emociones y cuerpo físico, descartando lo que no sirve mientras observa qué acciones le ayudarán a crecer y prosperar. No es un proceso de todo o nada, sino una acumulación de conocimientos y cambios graduales a través del tiempo, ¿qué le gustaría cultivar en su jardín?

Referencias

Capítulo 1

1. Tiwari, Maya. *Ayurveda: A Life of Balance.* Rochester, Vt.: Healing Arts Press, 1995, pp. 39–42.

Capítulo 3

2. Svoboda, Dr. Robert E. *Prakriti, Revised Enlarged Second Edition.* Lotus Press, Twin Lakes, Wisc., 1998, p. 24.

Capítulo 4

3. Morrison, Judith. *The Book of Ayurveda: a Holistic Approach to Health and Longevity.* New York, N.Y.: Simon & Schuster, 1995, pp. 64–65.

Capítulo 5

4. Chopra, Deepak. *Perfect Health: the Complete Mind/Body Guide.* New York, N.Y.: Harmony Books, 1991, pp. 261–67.

Capítulo 6

5. Kirschmann, Gayla J. and John D. *Nutrition Almanac*. New York, N.Y.: McGraw-Hill, 1996. El capítulo 1 describe el proceso del metabolismo y el capítulo 2 trata el ritmo cardiaco requerido para quemar grasa.

6. Ross, Julia. *The Diet Curse*. New York, N.Y.: Penguin Putnam, Inc., 1999. En particular, vea el capítulo 2 sobre dieta baja en calorías y desnutrición, y el capítulo 10 sobre rehabilitación nutricional para antiguos practicantes de dietas.

Capítulo 7

7. Minirth, Frank, et al. *Love Hunger: Recovery from Food Addiction*. New York, N.Y.: Fawcett Columbine, 1990, p. 60.

Capítulo 8

8. Moore, Thomas. *Care of the Soul: A Guide for Cultivating Depth and Sacredness in Everyday Life*. New York, N.Y.: Harper Collins, 1992, pp. 14–18.

9. Welwood, John. *Journey of the Heart*. New York, N.Y.: Harper Perennial, 1990, p. 5.

Capítulo 9

10. Morningstar, Amadea. *Ayurvedic Cooking for Westerners*. Twin Lakes, Wisc.: Lotus Press, 1995, pp. 287–301.

Capítulo 10

11. Rockwell, Sally. *The Coping with Candida Cookbook*. P.O. Box 31065, Seattle, Wash., 98103 (phone: 206-547-1814), pp. 2–6.

12. Morningstar, Amadea. *Ayurvedic Cooking for Westerners*. Twin Lakes, Wisc.: Lotus Press, 1995, pp. 232–35.

13. Chopra, Deepak. *Perfect Health: The Complete Mind/Body Guide.* New York, N.Y.: Harmony Books, 1991, pp. 256–57.

Capítulo 11

14. Frawley, David. *Yoga and Ayurveda: Self-Healing and Self-Realization.* Twin Lakes, Wisc.: Lotus Press, 1999, p. 168.

Capítulo 15

15. Miller Richard, Ph.D., correspondencia personal, Nov. 1998.

Capítulo 16

16. Chopra, Deepak. *Perfect Health: The Complete Mind/Body Guide.* New York, N.Y.: Harmony Books, 1991, pp. 42–45.

17. Miller Richard, Ph.D., correspondencia personal, Nov. 1998.

Capítulo 17

18. Verma, Vinod. *Ayurveda: A Way of Life.* York Beach, Maine: Samuel Weiser, Inc., 1995, Preface.

19. Tiwari, Maya. *Ayurveda: A Life of Balance.* Rochester, Vt.: Healing Arts Press, 1995, pp. 151–53.

20. Morningstar, Sally. *New Life Library: Ayurveda.* London, England: Lorenz Books, 1999, pp. 28–49.

21. Chopra, Deepak. *Perfect Health: The Complete Mind/Body Guide.* New York, N.Y.: Harmony Books, 1991, pp. 303–7.

Bibliografía y recursos

Yoga Journal's *Yoga Basics* by Mara Carrico, et. al., New York, N.Y.: Henry Holt and Company, 1997.

Buenas descripciones generales de estilos de yoga, más fotos e instrucciones de diversas posturas.

Perfect Health: The Complete Mind/Body Guide by Deepak Chopra, M.D., New York, N.Y.: Harmony Books, 1991.

Una introducción general al ayurveda, con secciones sobre dieta y yoga.

Yoga and Ayurveda: Self-Healing and Self-Realization by David Frawley, Twin Lakes, Wisc.: Lotus Press, 1999.

Este detallado libro describe una relación entre el yoga y el ayurveda.

Nutrition Almanac by Gayla J. and John D. Kirschmann, New York, N.Y.: McGraw-Hill, 1996.

Un libro grande e informativo que incluye información básica sobre ejercicio y metabolismo.

Richard Miller, Ph.D. Clinical psychologist, Yoga and meditation teacher, author and lecturer. (707) 824-1636.

Richard Miller fue el cofundador de la International Association of Yoga Therapists, y es director del Journal of IAYT. Enseña en todo Estados Unidos y Canadá.

Love Hunger: Recovery from Food Addiction by Dr. Frank Minirth, et. al., New York, N.Y.: Fawcett Columbine, 1990.

Un enfoque extenso y paso a paso para identificar, entender y curar relaciones emocionales adictivas con la comida.

Care of the Soul: A Guide for Cultivating Depth and Sacredness in Everyday Life by Thomas Moore, New York, N.Y.: HarperCollins, 1992.

Una narrativa maravillosamente escrita sobre viajes de crecimiento personal más profundos y conmovedores.

Ayurvedic Cooking for Westerners by Amadea Morningstar, Twin Lakes, Wisc.: Lotus Press, 1995.

Introducción accesible a la cocina ayurvédica. Este libro tiene un breve resumen de los principios ayurvédicos más buenas recetas e interesantes comentarios de la autora.

New Life Library: Ayurveda by Sally Morningstar, London: Anness Publishing, Ltd., 1999.

Este colorido libro detalla el uso ayurvédico de aromas, aceites para masajes y tés herbales.

The Book of Ayurveda: a Holistic Approach to Health and Longevity by Judith H. Morrison, New York, N.Y.: Simon & Schuster, 1995.

Este básico texto ayurvédico tiene mucho atractivo visual.

The Coping with Candida Cookbook by Dr. Sally Rockwell, P.O. Box 31065, Seattle, Wash., 98103, 1996.

Un corto libro que muestra cómo liberarse del crecimiento excesivo de levadura usando recetas bajas en carbohidratos.

The Diet Cure by Julia Ross, New York, N.Y.: Penguin Putnam, Inc., 1999.

Un interesante diálogo acerca de los efectos disruptivos de "estar a dieta" en la química del cuerpo.

Prakruti: Your Ayurvedic Constitution by Dr. Robert Svoboda, Albuquerque, New Mex.: Geocom, Ltd., 1991.

Una explicación corta y concisa de términos y principios ayurvédicos.

Ayurveda: A Life of Balance by Maya Tiwari, Rochester, Vt.: Healing Arts Press, 1995.

Un gran libro que presenta a profundidad descripciones psicoespirituales de cada tipo de mente-cuerpo, más recetas y prácticas personales y algo esotéricas para la autoalimentación.

Ayurveda: A Way of Life by Dr. Vinod Verma, York Beach, Maine: Samuel Weiser, Inc., 1995.

Este libro es un enfoque detallado que discute los antecedentes del ayurveda a partir de textos sánscritos.

Journey of the Heart by John Welwood, Ph.D., New York, N.Y.: Harper Perennial, 1990.

El subtítulo de este libro es "Intimate Relationship and the Path for Love". Es un honesto y bien presentado discurso sobre el arte de recuperar la intimidad en la vida cotidiana.

Índice

188

Índice